So leicht geht Achtsamkeit für Dummies

Shamash Alidina

So leicht geht Achtsamkeit für Dummies

WILEY

Bibliografische Information der Deutschen Nationalbibliothek
Die Deutsche Nationalbibliothek verzeichnet diese Publikation in der Deutschen Nationalbibliografie; detaillierte bibliografische Daten sind im Internet über http://dnb.d-nb.de abrufbar.

1. Auflage 2015

Coverfoto: © istock.com/og-vision
Abbildungsnachweis: Alle Illustrationen stammen von Catharina Lux.
Korrektur: Frauke Wilkens, München
Satz: inmedialo Digital- und Printmedien UG, Plankstadt
Druck: Media-Print GmbH, Paderborn

Print ISBN: 978-3-527-71040-9
ePub ISBN: 978-3-527-69687-1
Print ISBN: 978-3-527-69686-4

Inhaltsverzeichnis

Einführung

Als ich ungefähr acht Jahre alt war, habe ich eine erstaunliche Entdeckung gemacht – ich lebte wirklich, auf diesem Planeten, in diesem Universum! Genau wie alle anderen Menschen. Die Tatsache, dass es ein Universum gab, war schon höchst erstaunlich, aber dass ich ein Teil davon war … das erschien mir ganz und gar überwältigend. Ich musste allen und jedem davon erzählen, aber niemand hat meine Aufregung geteilt. Ich sah die Erwachsenen wie Roboter zur Arbeit oder einkaufen gehen, beobachtete meine Freunde beim Spielen und empfand meine und ihre Existenz dabei unglaublich intensiv – was den anderen allerdings völlig fremd schien. Es war, als würde ein wunderschönes Feuerwerk abgebrannt und alle schauten in die falsche Richtung.

Mit zunehmendem Alter habe ich den Zugriff auf dieses Gefühl des Staunens verloren, bis ich mehr oder weniger zufällig der Achtsamkeit und einigen philosophischen Ideen begegnete. Ich war erleichtert, andere Menschen zu treffen, die über ähnliche Fragen nachgedacht hatten wie ich, und lernte dabei gleichzeitig, mit Stress und Anspannung umzugehen. Ich habe immer noch Spaß daran, die großen Fragen zu stellen, und fühle, dass die Achtsamkeit meine natürliche Neigung zu einer philosophischen Grundhaltung wunderbar ergänzt.

Dieses Buch hilft Ihnen, das Wunder, das wir Leben nennen, aufs Neue zu entdecken und Sie für seine Schönheit und Vielfalt neu zu entflammen, damit Sie nicht nur existieren, um zu arbeiten, sondern wirklich leben. Sie werden herausfinden, wie Sie durch praktische Achtsamkeit im Alltag eine neue Daseinsform entwickeln können, die Ihnen bei der Bewältigung von Stress und herausfordernden Gefühlen hilft.

Über dieses Buch

So leicht geht Achtsamkeit für Dummies stattet Sie mit dem Handwerkszeug aus, das Sie für die praktische Umsetzung der Achtsamkeit benötigen. Jedes Kapitel vermittelt Ihnen Einsichten in das Wesen der Achtsamkeit und zeigt Ihnen, wie Sie Achtsamkeit üben und Ihre Erfahrungen vertiefen können. Doch behalten Sie stets im Hinterkopf: Achtsamkeit ist keine schnelle Lösung, sondern ein lebenslanges Abenteuer.

Dieses Buch richtet sich vor allem an Anfänger, doch auch erfahrenere Achtsamkeitspraktiker finden vielleicht neue Anregungen darin, über die es sich nachzudenken lohnt. Da die Achtsamkeitsforschung weiterhin voranschreitet, habe ich beschlossen, die wichtigsten Übungen und Ansätze der Achtsamkeit zu erläutern, die bereits erprobt und als wirksam erachtet wurden.

So leicht geht Achtsamkeit für Dummies ist in fünf Kapitel gegliedert. Jedes Kapitel behandelt einen Themenbereich, der Ihnen hilft, Achtsamkeit für sich zu entdecken und zu praktizieren.

Zunächst erläutere ich Ihnen, was Achtsamkeit eigentlich bedeutet und wie sie helfen kann, das eigene Wohlbefinden zu verbessern. Sie erfahren außerdem, wie Sie sich über Ihre eigenen Intentionen klar werden und sich langfristig motivieren können, Achtsamkeit zu praktizieren.

In Kapitel 2 geht es um die Entwicklung einer gesunden Grundhaltung. Ihre Haltungen beeinflussen Ihre Fähigkeit zur Achtsamkeit sehr stark. Umso wichtiger ist es, sich ihrer bewusst zu werden und sie in kleinen Schritten langsam zu verändern.

In Kapitel 3 und 4 geht es los mit »richtigen« Achtsamkeitsübungen. Sie lernen die wichtigsten Achtsamkeitsmeditationen kennen und auch wie Sie dafür eine geeignete Sitzhaltung finden. Außerdem erfahren Sie, wie Sie fürsorglich mit sich selbst umgehen und durch Achtsamkeit Ihre Beziehungen zu anderen Menschen verbessern können. Ein achtwöchiges Meditationsprogramm, in dem Sie Schritt für Schritt die vorgestellten Übungen und Techniken ausprobieren, hilft Ihnen, eigene Achtsamkeitsroutinen zu entwickeln.

Schließlich geht es in Kapitel 5 um den Umgang mit schwierigen Gefühlen. Sie entdecken, wie Sie Stress, Ängste, Depressionen, Wut und Schmerzen mithilfe von Achtsamkeit positiv beeinflussen können. Aber es geht nicht nur um die Reduzierung schlechter Einflüsse. Achtsamkeit kann Ihnen auch helfen, neue Energie zu tanken.

Symbole, die in diesem Buch verwendet werden

Überall in diesem Buch finden Sie kleine Symbole, die Ihnen den Weg durch den Text weisen. Diese Symbole lenken Ihre Aufmerksamkeit auf wichtige Inhalte, interessante Aspekte und Anleitungen, die Sie befolgen sollten.

Symbole, die in diesem Buch verwendet werden

Hier finden Sie wichtige Informationen und Hinweise auf den Punkt gebracht.

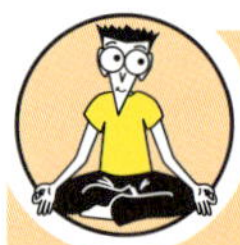

Dieser meditierende »... für Dummies«-Mann verweist auf praktische Übungsanleitungen und Meditationen.

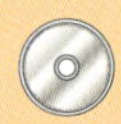

Die Audio-CD, die Sie in diesem Buch finden, enthält eine Auswahl geführter Meditationen. Dieses Symbol verweist auf Übungen, die Sie auf der CD finden.

Ich wünsche Ihnen für Ihre Achtsamkeitsreise alles Gute und hoffe, dass Sie in diesem Buch etwas finden, das Sie weiterbringt.

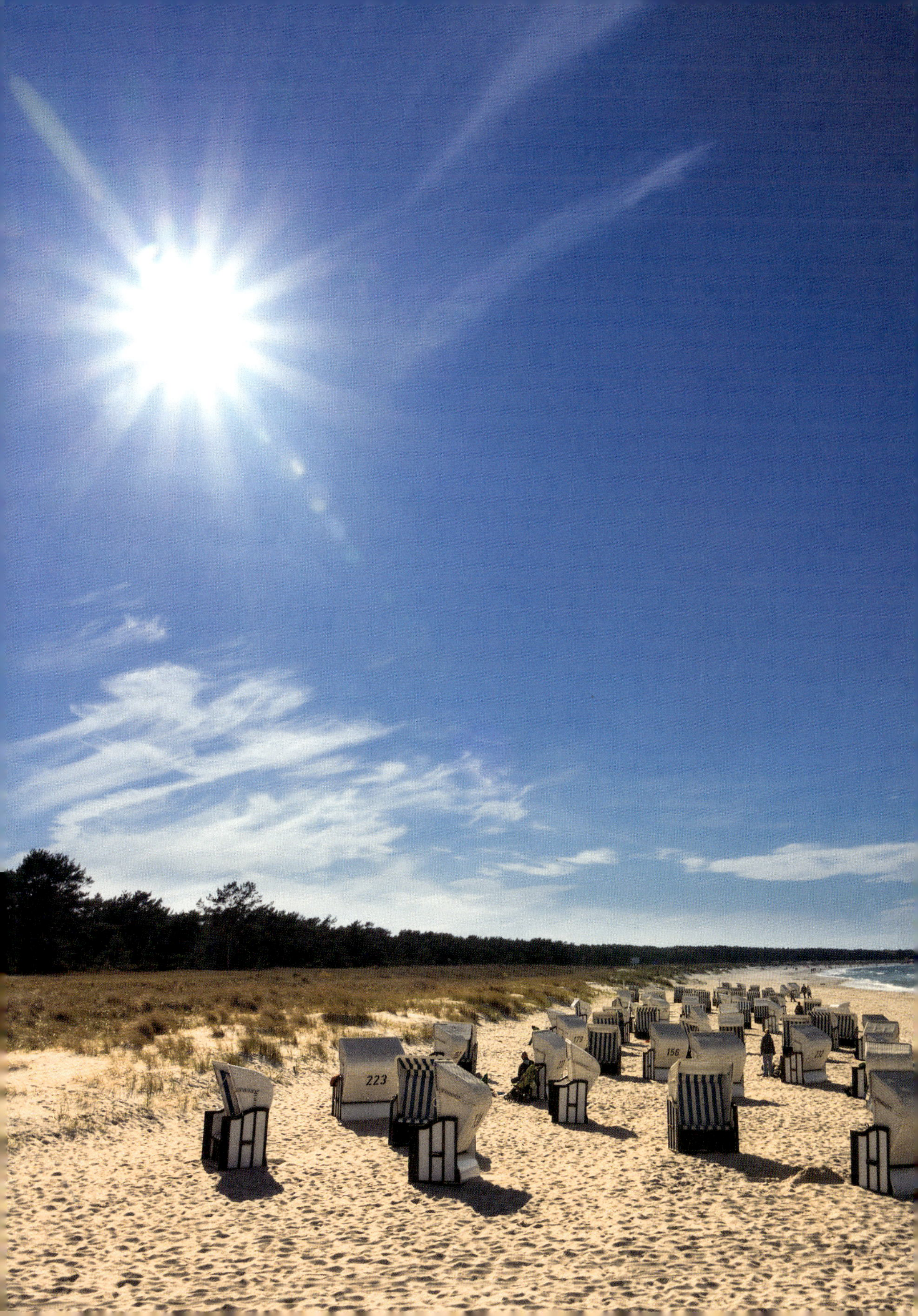
223
156

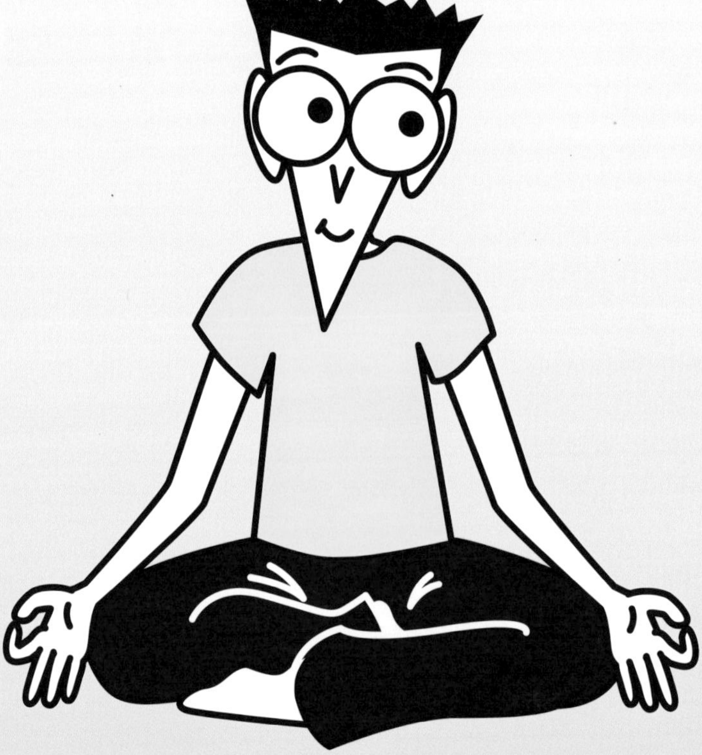

1

Den Weg in die Achtsamkeit bewusst beschreiten

In diesem Kapitel

- ✔ Die Vorteile der Achtsamkeit entdecken
- ✔ Die eigene Motivation für Achtsamkeit entwickeln
- ✔ Selbstdisziplin für die tägliche Meditation aufbringen

Achtsamkeit bedeutet bewusste Aufmerksamkeit im Hier und Jetzt verbunden mit Eigenschaften wie Mitgefühl, Neugier und Akzeptanz.

Wenn Sie achtsam sind, können Sie entdecken, wie Sie angenehm im gegenwärtigen Augenblick leben, anstatt sich über Vergangenes den Kopf zu zerbrechen oder sich wegen der Zukunft zu sorgen. Denn letztlich ist der gegenwärtige Augenblick der einzige Augenblick, den wir haben. Die Achtsamkeit zeigt Ihnen, wie Sie in diesem Augenblick harmonisch leben können. Doch Achtsamkeit bietet noch viele andere Vorteile – Entspannung, geistige und emotionale Gesundheit und eine verbesserte Beziehung zu sich selbst und anderen Menschen.

Sie fördern Ihre Fähigkeit zur Achtsamkeit am besten, wenn Sie jeden Tag eine Achtsamkeitsmeditation machen. Dafür ist es wichtig, sich die eigenen Intentionen, die Sie mit der Achtsamkeit verbinden, klarzumachen. Mit einer klaren und starken Motivation können Sie das Engagement aufbringen, das Sie brauchen, um regelmäßig zu meditieren.

Den Körper entspannen

Körper und Geist sind beinahe eins. Wenn Ihr Geist von angstvollen Gedanken umgetrieben wird, ist Ihr Körper automatisch ebenso angespannt. Sie arbeiten zusammen, Hand in Hand.

Warum ist Ihr Körper angespannt, wenn Sie unter hohem Stress stehen? Der Grund dafür ist im menschlichen Körper fest angelegt. Wenn Sie Stress erleben, beginnt in Ihrem Körper eine Kettenreaktion, in deren Verlauf sich Ihr ganzes Wesen darauf vorbereitet, zu kämpfen oder zu fliehen. Aus diesem Grund schießt eine Menge Energie durch Ihren Körper, der damit nichts anzufangen weiß und sie schließlich in Anspannung umsetzt.

Es ist nun jedoch nicht das Ziel der Achtsamkeit, Sie zu entspannen. Achtsamkeit geht viel weiter. Sie gründet darauf, dass Sie sich Ihrer augenblicklichen Erfahrung bewusst werden und sie annehmen. Wenn Sie angespannt sind, bedeutet Achtsamkeit, dass Sie sich diese Anspannung bewusst machen.

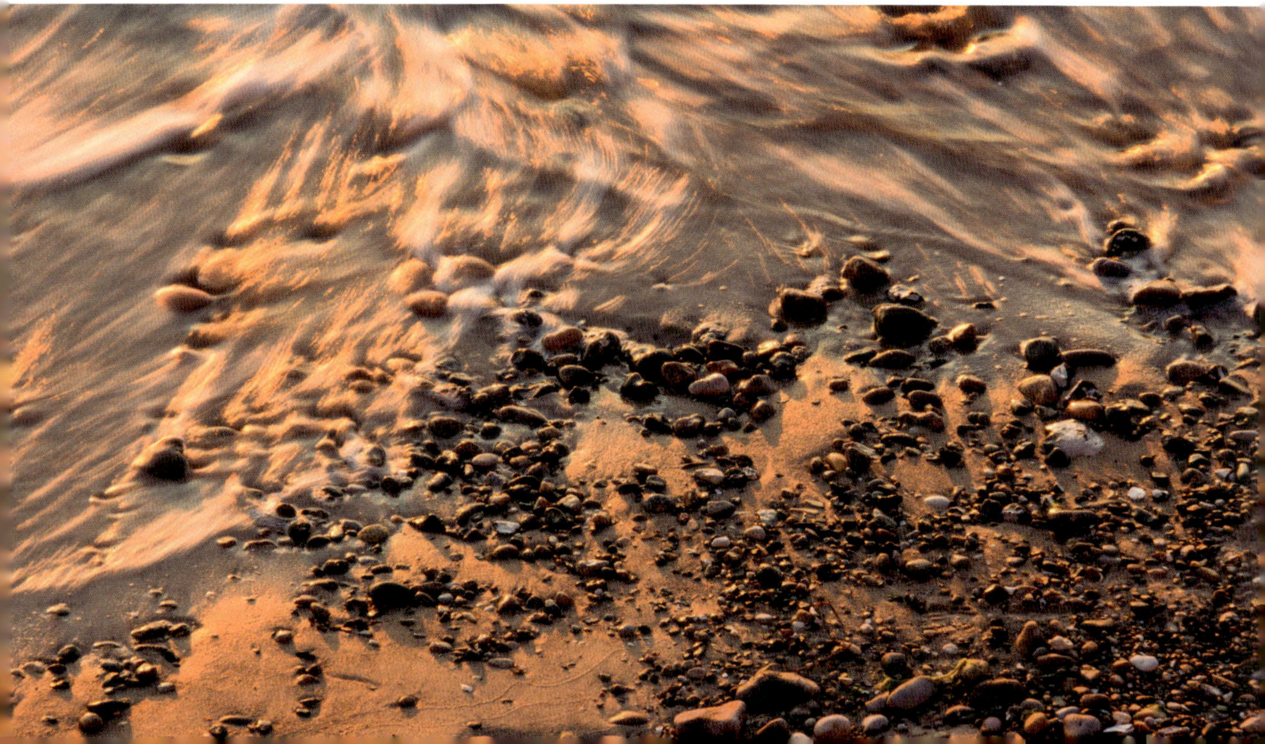

Welcher Teil Ihres Körpers ist angespannt? Wie ist seine Form, seine Farbe, seine Struktur? Wie reagieren Sie auf die Anspannung, was denken Sie? Achtsamkeit verlangt, dass Sie sich Ihrer Erfahrung mit Neugier nähern. Danach können Sie in den angespannten Teil Ihres Körpers hineinatmen und Ihre Erfahrung durch Wohlwollen und Anerkennung ergänzen – noch einmal, ohne zu versuchen, die Anspannung loszuwerden oder zu verändern. Das ist alles. Seien Sie versichert, wenn Sie das öfter machen, führt es von selbst zur Entspannung, aber die Entspannung ist nicht das Ziel.

Den Kontakt wiederherstellen

Als Baby war Ihr Kontakt zu Ihrem Körper sehr eng. Sie haben selbst die feinsten Empfindungen gespürt und sicher Freude daran gehabt, alles in Ihrem Umfeld zu erfühlen. Mit den Jahren haben Sie dann gelernt, zunehmend Ihren Kopf und weniger Ihren Körper zu nutzen. Wahrscheinlich stehen Sie nicht mehr in so engem Kontakt zu Ihrem Körper wie noch als Kind und registrieren die unaufdringlichen Botschaften nicht, die er Ihnen sendet.

Die Botschaften zwischen Ihrem Geist und Ihrem Körper laufen in beide Richtungen. Ihr Geist gibt Signale an Ihren Körper und Ihr Körper sendet Signale an Ihren Geist. Sie verspüren Hunger und Ihr Körper signalisiert Ihrem Geist, dass es an der Zeit ist, etwas zu essen. Wie sieht es mit dem Stress aus? Wenn Sie eine Anspannung in Ihren Schultern spüren, wenn Ihre Augenlider zucken oder wenn Ihr Herz schneller schlägt, sind das Signale Ihres Körpers an Ihren Geist.

Was aber ist, wenn Ihr Geist so mit seinen eigenen Gedanken beschäftigt ist, dass er die Signale Ihres Körpers nicht wahrnimmt? Wenn das passiert, haben Sie den Kontakt zu Ihrem Körper verloren. Hunger und Durst, Müdigkeit und Stress – Sie hören die Botschaften Ihres Instinkts nicht mehr klar und deutlich. Das führt zu einer weiteren Entkopplung zwischen Körpersignalen und Geist, sodass die Situation sich weiter verschlimmern kann. Stress kann außer Kontrolle geraten.

Achtsamkeit betont das Körperbewusstsein. Eine zentrale Achtsamkeitsmeditation ist der Body-Scan (siehe Kapitel 3). Während dieser Meditation werden Sie 30 Minuten lang durch Ihren Körper geführt, von den Zehenspitzen bis zum Scheitel, und achten dabei aufmerksam auf alles, was Sie spüren und empfinden.

Der Body-Scan kann eine Herausforderung sein, wenn Sie nicht daran gewöhnt sind, so lange in Ihren Körper hineinzuhorchen. In der Vergangenheit in Ihnen entstandene Gefühle, die Sie zu diesem Zeitpunkt nicht bereit waren zu empfinden, können im Körper unterdrückt und eingeschlossen worden sein. Es kommt vor, dass Menschen jahrelang bestimmte körperliche Leiden mit sich herumschleppen, deren Ursachen von Ärzten nicht gefunden werden. Während einer Therapie oder im Verlauf einer Meditation steigen unterdrückte Gefühle ins Bewusstsein auf und werden freigesetzt. Manchmal verschwindet die Verspannung im Körper oder das unerklärliche Unbehagen mit dieser Freisetzung.

Das Immunsystem stärken

Wenn mit Ihrem Körper etwas nicht stimmt, nimmt sich das Immunsystem des Problems an. Bei einer Stressreaktion ist es leider so, dass Ihr Immunsystem nicht so effizient arbeitet. Wenn Ihr Körper sich einer Bedrohung gegenübersieht, mobilisiert er alle seine Energie, um die bedrohliche Situation zu überleben. Systeme wie die Verdauung und das Immunsystem werden vorübergehend abgeschaltet.

> Stress muss nicht schlecht für Sie sein. Wenn Sie zu wenig Stress haben, leidet Ihre Leistungsfähigkeit und Sie sind schneller gelangweilt. Sind Sie jedoch über längere Zeiträume hohem Stress ausgesetzt, wird Ihr natürliches Immunsystem darunter leiden.

Achtsamkeit versetzt Sie in die Lage, bereits kleine Veränderungen in Ihrem Körper zu bemerken. Beim ersten Anzeichen übertriebenen Stresses können Sie Ihre achtsame Aufmerksamkeit auf die Situation lenken und herausfinden, wie Sie den Stress abbauen können, anstatt ihn zu verschlimmern. So kann Achtsamkeit indirekt etwas für Ihr Immunsystem tun.

Schmerzen lindern

Überraschenderweise berichten Menschen, die über einen Zeitraum von acht Wochen regelmäßig Achtsamkeitsübungen gemacht haben, dass ihre Schmerzen nachgelassen haben.

Wenn Sie Schmerzen haben, wollen Sie natürlich diese Schmerzen unterbinden. Sie spannen die Muskeln in der betroffenen Region an und versuchen, sich abzulenken. Eine andere Reaktion ist der unbedingte Wille, dass die Schmerzen aufhören sollen. Sie fühlen sich bedrängt und reagieren verärgert auf den Schmerz. Das erzeugt nur noch größere Anspannung, die sich dann über die schmerzende Region hinaus auch auf andere Körperbereiche erstreckt. Da fühlt man sich schnell, als führe man einen Kampf gegen die Schmerzen, der sehr viel Energie verschlingt. Vielleicht reagieren Sie aber auch mit Resignation – der Schmerz hat Ihnen den Schneid abgekauft und Sie fühlen sich hilflos.

Die Achtsamkeit geht einen ganz anderen Weg. Im Verlauf der Achtsamkeitsübungen sollen Sie aufmerksam und so gut es geht darauf achten, ob Sie Schmerzen empfinden. Wenn beispielsweise Ihr Knie schmerzt, lenken Sie sich nicht davon ab, sondern konzentrieren sich mit achtsamer Aufmerksamkeit auf den schmerzenden Bereich. Das heißt, dass Sie Ihrem schmerzenden Knie Wohlwollen, Neugier und Anerkennung entgegenbringen, so gut Sie können. Das ist nicht leicht, aber mit etwas Übung wird es Ihnen immer besser gelingen. Sie können schließlich die Unterschiede zwischen dem tatsächlichen Schmerz und all den anderen Dingen herausfiltern, die Sie mit dem Schmerz verbinden. Sie beginnen den Unterschied zwischen körperlichem Schmerz und psychischem Schmerz zu verstehen. Der körperliche Schmerz ist das Schmerzsignal, das von der schmerzenden Körperstelle ausgeht, während der psychische Schmerz aus dem sich entwickelnden Stress, der Angst und der Frustration entsteht. Die Achtsamkeit hilft Ihnen, den psychischen Schmerz loszulassen, sodass nur noch der körperliche Schmerz übrig bleibt. Sobald sich der psychische Schmerz aufzulösen beginnt, lockert sich auch die Anspannung rund um den körperlichen Schmerz, und die Schmerzwahrnehmung geht zurück. Nach und nach sind Sie in der Lage, die augenblicklichen Schmerzen anzunehmen.

Den Geist beruhigen

Genauso wenig wie es Ziel der Achtsamkeit ist, eine körperliche Entspannung herbeizuführen, ist Achtsamkeit dazu gedacht, eine geistige Beruhigung zu erreichen, wenn auch beides manchmal eintritt.

Ihr Geist ist wie ein Ozean – gelegentlich wild und aufgewühlt, zu anderen Zeiten ruhig. Manchmal springt Ihr Geist von einem Gedanken zum anderen, ohne sich eine Pause zu gönnen. Ein anderes Mal kommen die Gedanken langsamer und langsamer und lassen Freiräume dazwischen.

Bei der Achtsamkeit geht es nicht darum, den Takt Ihrer Gedanken zu verändern, sondern in erster Linie darum zu beobachten, wie die Gedanken aufkommen.

Den eigenen Gedanken zuhören

Unser Gehirn verfällt schnell in gewohnheitsmäßige Muster, wenn die Gedanken auf die Reise gehen. Neuronen, die sich einmal zusammengetan haben, lassen nicht so schnell voneinander ab. Jedes Mal, wenn Sie einen bestimmten Gedanken haben oder eine bestimmte Handlung ausführen, vergrößert sich die Wahrscheinlichkeit ein wenig, dass Sie denselben Gedanken wieder haben werden. Durch wiederholtes Denken oder Handeln wird die Verbindung der Neuronen untereinander stabilisiert. Wenn Sie sich diese Gedanken- und Handlungsmuster nicht bewusst machen, schleppen Sie möglicherweise negative, unwahre und schädliche Gedanken und Handlungsweisen mit sich herum, die Ihr Leben beeinflussen, ohne dass Sie sich dessen bewusst sind oder ihre Gültigkeit infrage stellen können.

Achtsamkeit ermutigt Sie, Ihre Gedanken, Gefühle und Handlungen zu beobachten. So haben Sie eine bessere Chance, schädliche Gedanken zu bemerken und ihre Stichhaltigkeit zu hinterfragen. In Kapitel 3 finden Sie eine Sitz-Meditation, die eine achtsame Beobachtung Ihrer Gedanken umfasst.

Bessere Entscheidungen treffen

Achtsamkeit Ihrem Körper gegenüber kann dazu beitragen, dass Sie bessere Entscheidungen treffen. Das sogenannte Bauchgefühl ist ein Signal, das Ihnen sagt, was Sie tun sollen. Untersuchungen haben ergeben,

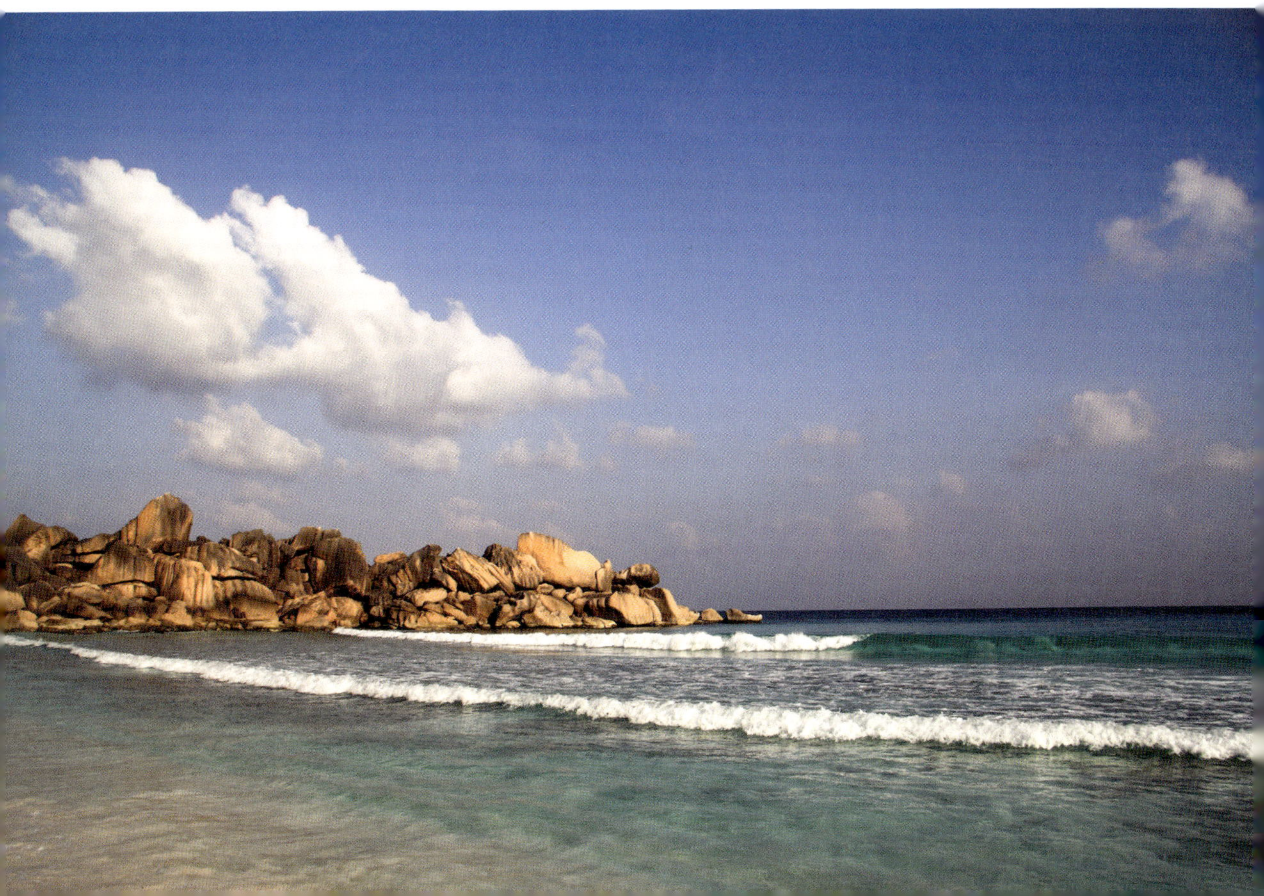

dass das Bauchgefühl schneller und zuverlässiger arbeitet als logisches Denken. Im Bauchraum laufen viele Nervenstränge zusammen, die wie ein zweites Gehirn anmuten. Intuition ist ein weiterer Begriff für dieses Phänomen.

Unser unbewusster Geist verfügt über weit mehr Informationen, als unser bewusstes Denken verarbeiten kann. Wenn wir Entscheidungen nur auf der Grundlage bewussten logischen Denkens treffen, lassen wir die gewaltigen Kapazitäten des Unterbewusstseins brachliegen. Achtsamkeit kann unser Bewusstsein vertiefen und uns helfen, einen Zugang zu unserer unterbewussten, intuitiven Seite zu finden.

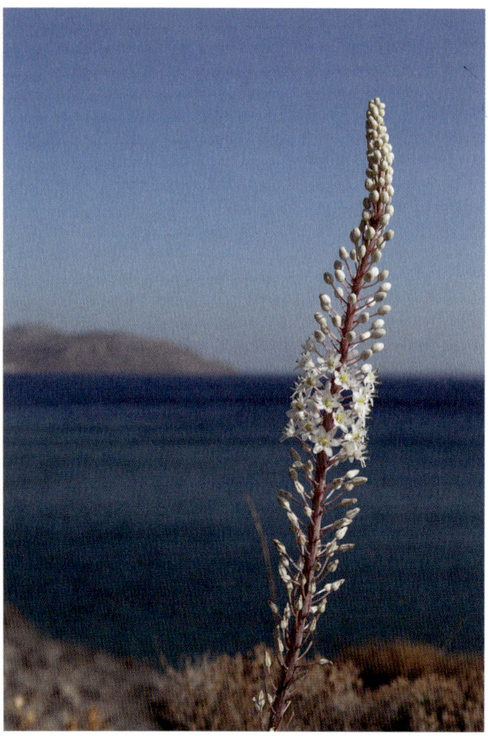

Zu den eigenen Sinnen finden

Was es Ihnen bringt, zielgerichtet eine Verbindung zu Ihren Sinnen – Sehen, Hören, Tasten, Riechen und Schmecken – herzustellen? Nun, wenn Sie nicht auf die Reize achten, die über Ihre Sinne auf Sie einströmen, berücksichtigen Sie nur Ihre Gedanken und Gefühle. Anderer Aspekte sind Sie sich nicht bewusst. Ihre Gedanken gründen überwiegend auf Erfahrungen aus der Vergangenheit, an die Sie sich erinnern. Vielleicht stellen Sie sich auch etwas Neues vor, aber im Großen und Ganzen verarbeitet Ihr Gehirn Erfahrungen aus der Vergangenheit oder projiziert Vorstellungen in die Zukunft, die auf Erfahrungen aus der Vergangenheit basieren. Ihre Gefühle werden ebenfalls stark von Ihrem Denken beeinflusst. Wenn Sie also nicht auf Ihre Sinneseindrücke achten, bleiben Sie auf Ihren eigenen Gedanken und Gefühlen sitzen, die in der Vergangenheit wurzeln und mit der Gegenwart nichts zu tun haben.

Wenn Sie sich zielgerichtet mit einem Ihrer Sinne verbinden, etwa dem Tastsinn, werden Sie ganz natürlich etwas ruhiger im Kopf. Bei Achtsamkeitsübungen können Sie mit der Konzentration auf Ihren Atem beginnen. Konzentrieren Sie sich darauf, wie sich Ihr Bauch und Ihre Brust dehnen oder wie sich die Luft bewegt, wenn sie in Ihren Körper eintritt und wieder hinausfließt. (Eine Anleitung für eine Atem-Meditation finden Sie in Kapitel 3.)

Durch den achtsamen Gebrauch Ihrer Sinne

- ✔ lernen Sie, Ihre Aufmerksamkeit zu bündeln.
- ✔ gehen Sie wohlwollend mit sich um, wenn Ihre Gedanken zu wandern beginnen.
- ✔ erkennen Sie, dass Sie eine gewisse Entscheidungsfreiheit haben, worauf Sie achten wollen.
- ✔ lernen Sie, dass Sie Ihre Aufmerksamkeit bewusst von Ihrem Denken weg hin zu Ihren Sinnen lenken können.
- ✔ beruhigen Sie Ihren Geist.

Einen aufmerksamen Geist entwickeln

Aufmerksamkeit ist wichtig für alles, was man erreichen möchte. Wenn Sie nicht aufmerksam sein können, werden Sie mit keiner Aufgabe fertig, egal worum es sich handelt. Achtsamkeit trainiert Ihre Aufmerksamkeit, indem Sie sich auf eine Sache konzentrieren und zwischen verschiedenen Arten der Aufmerksamkeit hin und her wechseln.

Es gibt verschiedene Arten der Aufmerksamkeit:

- ✔ Zielgerichtete Aufmerksamkeit ist gebündelt und präzise wie ein Licht- oder Laserstrahl. Diese Art der Aufmerksamkeit empfiehlt sich etwa, wenn Sie Gemüse schneiden oder einen Brief schreiben.
- ✔ Weiträumige Aufmerksamkeit ist breiter gestreut, etwa wie Flutlicht. Wenn Sie Auto fahren, sollte Ihre Aufmerksamkeit nach allen Seiten offen sein, damit Sie merken, wenn sich ein anderes Fahrzeug von der Seite nähert oder Kinder in Straßennähe spielen.
- ✔ Äußere Aufmerksamkeit ist die über die Sinne nach außen gerichtete Aufmerksamkeit.
- ✔ Innere Aufmerksamkeit ist das Bewusstsein für die eigenen Gedanken und Gefühle.
- ✔ Das Beobachter- oder Zeugenbewusstsein ist Ihre Fähigkeit zu erkennen, welche Art der Aufmerksamkeit Sie gerade nutzen. Wenn Sie beispielsweise ein Bild malen, sind Sie sich der Tatsache bewusst, dass Ihre Aufmerksamkeit zielgerichtet gebündelt ist. Machen Sie einen Spaziergang auf dem Land, wissen Sie, dass Ihre Aufmerksamkeit breit gestreut ist.

Die verschiedenen Achtsamkeitsmeditationen, die ich in diesem Buch beschreibe, trainieren die Fähigkeit Ihres Geistes, die verschiedenen Arten der Aufmerksamkeit aufrechtzuerhalten.

Gefühle besänftigen

Gefühle wirken sich sehr stark auf das Verhalten und Denken aus. Wenn Sie gedrückter Stimmung sind, werden Sie weniger geneigt sein, mit Freunden auszugehen, über einen Witz zu lachen oder mit Freude zu arbeiten. Fühlen Sie sich dagegen großartig, geht Ihnen alles leicht von der Hand, Sie nehmen alles locker und das Leben ist unbeschwert.

Wie gehen Sie mit Gefühlen um? Lassen Sie sich überwältigen und hoffen einfach das Beste? Achtsamkeit bietet Ihnen eine Möglichkeit, Ihr emotionales Auf und Ab zu besänftigen und mit Distanz zu betrachten.

Die eigenen Gefühle verstehen

Was ist eine Emotion, ein Gefühl oder eine Stimmung? Gefühle sind zum Teil eine Überlebensfrage. Wenn Sie keine Angst empfinden würden, wenn Sie plötzlich einem wilden Stier gegenüberstehen, würde das Ihre Situation erheblich zuspitzen. Andere Gefühle wie Glück wirken beim Aufbau sozialer Bindungen mit Ihrem Umfeld mit und steigern Ihre Sicherheit. Selbst Depressionen kann man eine Schutzfunktion zuerkennen, denn sie reduzieren die Motivation und mindern dadurch die Gelegenheiten, bei der Verfolgung eines Ziels Schaden zu nehmen oder Energie zu verschwenden.

Das Wort *Emotion* geht auf ein lateinisches Wort zurück, das so viel wie »nach außen bewegen« bedeutet.

Wenn man Emotionen beobachtet, kann man verschiedene wichtige Merkmale erkennen:

- Emotionen verändern sich ständig. Sie erleben nicht Ihr Leben lang dasselbe Gefühl in derselben Intensität.
- Emotionen sind eine sehr körperliche Erfahrung. Wenn Sie Angst haben, spüren Sie womöglich ein Kribbeln in der Magengegend. Wenn Sie verärgert sind, atmen Sie schneller und der Puls steigt.
- Sie können Ihre eigenen Gefühle beobachten. Sie können zwischen sich und Ihren Gefühlen unterscheiden. Sie sind nicht Ihre Gefühle, Sie sind der Beobachter Ihrer Gefühle.
- Emotionen wirken sich stark auf Ihr Denken aus. Wenn Sie sich niedergedrückt fühlen, werden Sie eher negative Vorhersagen in Bezug auf sich und andere Menschen machen. Sind Sie dagegen glücklich, werden Sie eher positiv denken, an positive Entwicklungen glauben und auch die Vergangenheit in einem positiven Licht sehen.
- Emotionen sind angenehm, unangenehm oder neutral.

Gefühle anders verarbeiten

Nehmen Sie sich ein paar Minuten Zeit, über die folgenden Gefühle nachzudenken und zu überlegen, wie Sie damit umgehen: Ärger, allgemeine Ängstlichkeit, konkrete Furcht, Depression.

Sehr häufig versuchen wir, Gefühle zu leugnen und so zu tun, als seien sie nicht da, oder aber wir teilen sie jemandem mit, der gerade in der Nähe ist. Die Achtsamkeit bietet eine Alternative – eine Möglichkeit, Gefühlen zu begegnen und sie in einem anderen Licht zu sehen. Dabei geht es darum, problematische Gefühle anzuerkennen und ihnen mit achtsamer Aufmerksamkeit zu begegnen, anstatt sie zu leugnen oder auf sie zu reagieren. Überraschenderweise mindert das die Intensität des jeweiligen Gefühls und den damit verbundenen Schmerz.

Der folgende Text von Mewlana Dschelaleddin Rumi (1207–1273) charakterisiert die Haltung, der Sie sich nähern, wenn Sie Ihren Gefühlen achtsam begegnen:

Das Gasthaus

Dieses Menschsein ist ein Gasthaus.
Jeden Morgen ein neuer Gast.

Eine Freude, ein Kummer, eine Gemeinheit – ein kurzer Augenblick der Achtsamkeit kommt als unerwarteter Besucher.

Heiße alle willkommen und bewirte sie!
Selbst wenn es eine Schar von Sorgen ist, die mit Gewalt aus deinem Haus die Möbel fegt – auch dann behandle würdig jeden Gast. Vielleicht macht er dir Platz für eine neue Freude.

Dem dunklen Grübeln, der Scham, der Bosheit – begegne lächelnd an der Tür und lass sie ein.

Sei dankbar, denn wer immer es auch sei, ein jeder ist gesandt als Fingerzeig aus einer anderen Welt.

Das Bewusstsein schärfen: Sich selbst entdecken

Bevor ich anfing, mein wahres Wesen zu erkunden, war ich überzeugt, ein winziges, isoliert vor sich hin lebendes menschliches Wesen in einer kleinen Ecke einer Stadt auf einem Planeten namens Erde zu sein. Mithilfe der Achtsamkeit begann ich jedoch eine ganz andere und befriedigende

Dimension meiner selbst zu entdecken, die ich völlig übersehen hatte. Wenn Sie Ihr wahres Wesen verstehen, hilft Ihnen das, die Dinge aus einer ganz anderen Perspektive zu sehen. Der Blick auf diese tiefere Dimension rückt die Herausforderungen des Lebens in einen viel größeren Kontext.

Achtsamkeit führt ganz natürlich zur Selbsterforschung. Die folgende Geschichte ist ein schönes Beispiel für die Erkenntnis, die sich dabei einstellen kann.

Ein junger Löwe entfernte sich beim Spiel von seiner Mutter und landete schließlich in einer Schafherde. Er wuchs mit den anderen Schafen auf, fraß, was die anderen Schafe fraßen, und benahm sich wie ein Schaf. Er wuchs weiter und lebte weiter als Schaf. Beim kleinsten Geräusch fuhr ihm der Schreck in die Glieder. Dennoch hatte er immer das Gefühl, dass etwas nicht stimmte. Eines Tages sah er in einen Tümpel und sah sich darin klar und deutlich widergespiegelt. Er war ein Löwe und kein Schaf. Weil er gedacht hatte, er sei wie die anderen Schafe, hatte er sich so verhalten und so gedacht wie ein Schaf. Jetzt sah er, wer er wirklich war. Alles war plötzlich anders und dennoch war er derselbe, der er immer gewesen war. Sein Stolz lebte auf und er lebte fortan nach seiner wahren Natur.

Wer sind Sie? Was ist dieses unglaubliche Ding namens Leben? Was ist da draußen eigentlich los? Das sind die Fragen, mit denen Sie sich schon immer herumgeschlagen haben.

Durch Achtsamkeitsübungen und regelmäßiges Nachdenken über die tieferen Fragen des Lebens können Sie Ihr tief in Ihrem

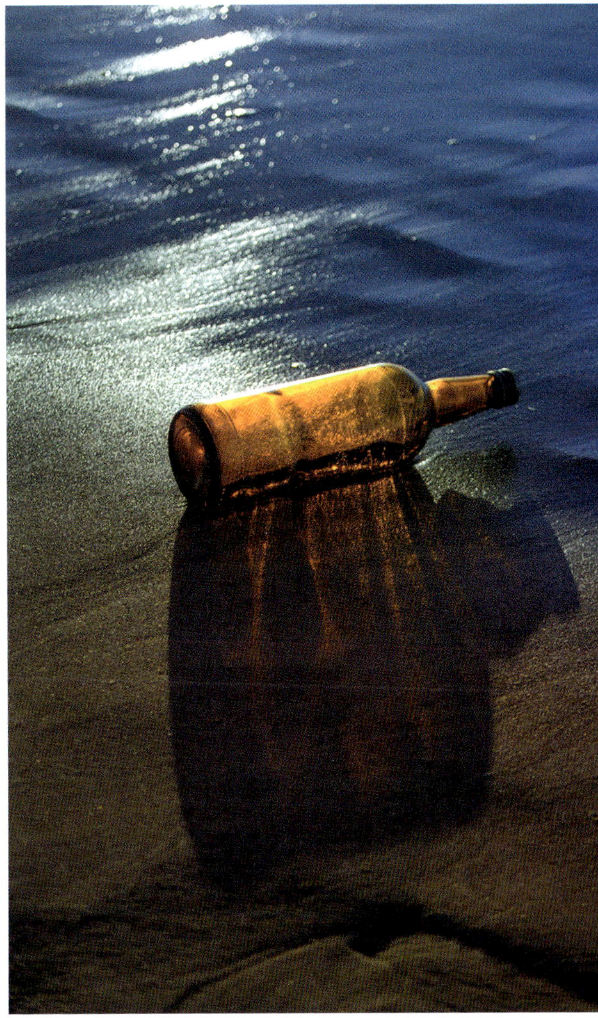

Inneren schlummerndes wahres Selbst entdecken. Während dieses Prozesses finden Sie nicht nur einen tieferen Sinn in allem, was Sie am Arbeitsplatz und in Ihrer Freizeit tun, sondern auch in Ihren Beziehungen zu anderen Menschen.

Achtsamkeitsmeditationen helfen Ihnen, die Dinge ins rechte Licht zu rücken. Solange Sie von einem Ort zum nächsten hetzen, sich abstrampeln, um alles zu erledigen, und am Ende so erschöpft sind, dass Sie nur noch vor dem Fernseher abhängen wollen, wird es schwer für Sie herauszufinden, wer Sie wirklich sind. Nur wenn Sie

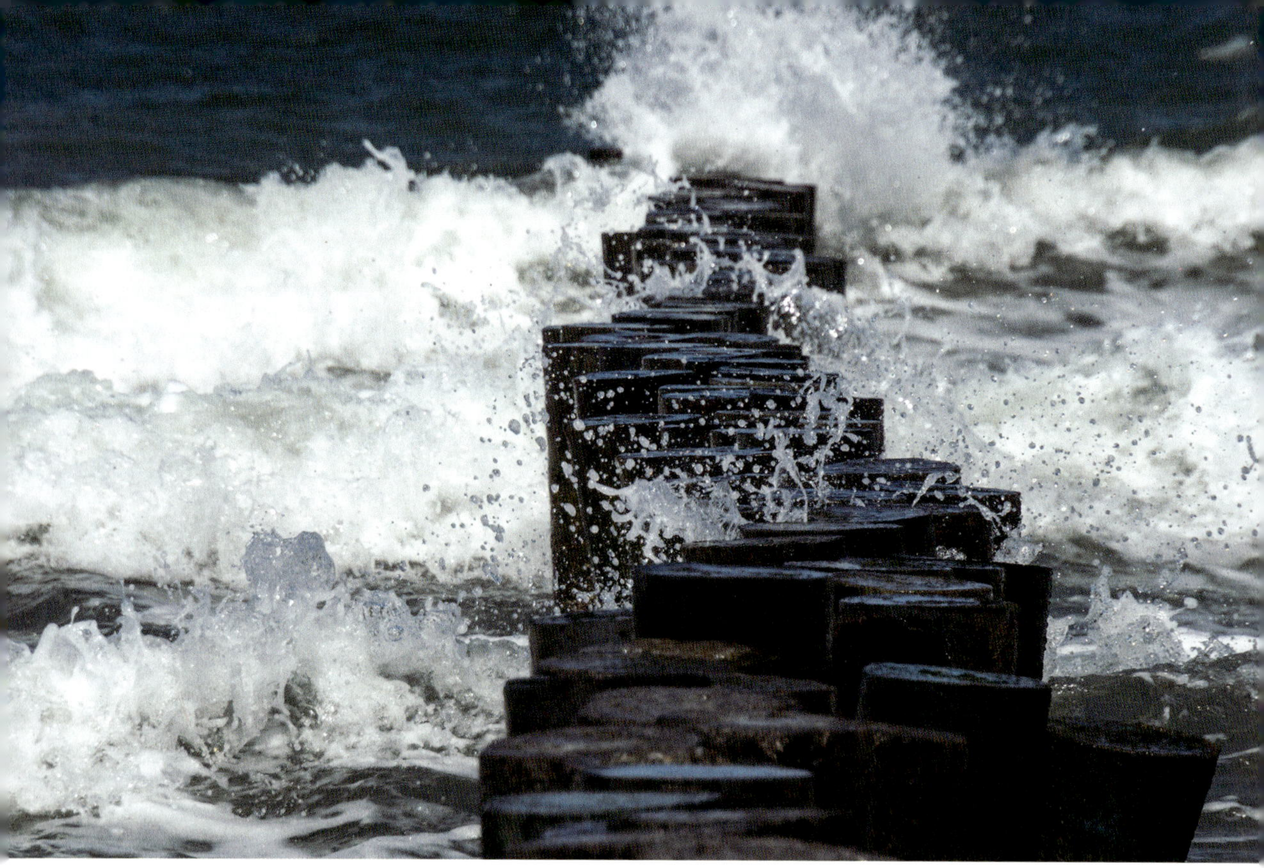

sich etwas Zeit nehmen zu meditieren, geben Sie sich selbst die Chance, innezuhalten und sich mit all den unaufhörlichen Gedanken und Gefühlen zu beschäftigen, die kommen und gehen, und zu entdecken, wer Sie wirklich sind.

Lesen Sie die folgenden Abschnitte so langsam, wie Sie können. Achten Sie darauf, wie Sie die Aussagen beurteilen und wie sehr Sie damit übereinstimmen oder nicht übereinstimmen wollen. Versuchen Sie, weder das eine noch das andere zu tun, sondern lesen Sie einfach und denken Sie darüber nach.

- **Sie sind nicht Ihr Körper.** Ihr Körper besteht aus Hunderten Millionen Zellen, Zellen, die in einem fort absterben und sich neu bilden. Die Zellen bestehen aus Atomen, die nicht voneinander unterscheidbar sind und sich mit allen Atomen um Sie herum austauschen, während Sie atmen, essen und ausscheiden. Allein die Tatsache, dass Sie »mein Körper« sagen, macht deutlich, dass der Körper etwas ist, das Sie haben, und nicht das wahre Wesen ist, das Sie sind.
- **Sie sind nicht Ihre Gedanken.** Gedanken kommen immer wieder, egal wie oft und wie lange Sie meditieren. Die Tatsache, dass Sie Ihre Gedanken beobachten können, bedeutet, dass sie von Ihnen getrennt sind und dass ein Abstand zwischen Ihnen und dem besteht, was Sie denken. Im Verlauf der Meditation können Sie ab und zu einen Schritt von Ihren Gedanken zurücktreten, aber Sie können sie nicht kontrollieren.
- **Sie sind nicht Ihre Gefühle.** Genau wie Ihre Gedanken können Sie auch Ihre Gefühle beobachten. Gefühle steigen an die Oberfläche und verschwinden irgendwann wieder. Wenn Sie Ihre Gefühle wären, würden aus Ihren Gefühlen

nie Probleme erwachsen. Sie könnten Ihre Gefühle kontrollieren und würden keine negativen Gefühle haben.

Was sind Sie also? Was ist noch übrig? Was ist Ihre wahre Identität? Ich nenne es den Beobachter oder den Zeugen. Wenn Sie der Beobachter sind, können Sie nicht das sein, was beobachtet wird. Sie sind Bewusstsein, Gegenwärtigkeit, Sein und Lebendigkeit. Ihr wahres Wesen ist Gegenwärtigkeit oder Bewusstsein. Gedanken und Vorstellungen, Gefühle und Bilder, Wünsche, Ängste und Handlungen entstehen in Ihnen, aber Sie sind sich all dessen bewusst. Sie sind sich aller Dinge bewusst. Alles entsteht im Bewusstsein, im Sein. Das sind Sie. Sie sind nicht nur der Gedanke »Ich bin Shamash« oder »Ich bin Susanne«. Sie sind das Gefühl der Gegenwärtigkeit, das aller Erfahrung zugrunde liegt. Gerade in diesem Augenblick verdauen Sie, Ihr Herz schlägt und Sie lesen alles ganz bewusst. Sie sehen nur zu, während dieser ganze Prozess sich vollzieht.

Hier einige Eigenschaften des Bewusstseins:

- ✔ **Das Bewusstsein ist immer angeschaltet.** Manchmal geht das Bewusstsein in Gedanken und Träumen unter, manchmal ist es mit den Sinnen verbunden.
- ✔ **Bewusstsein geschieht von selbst.** Bewusstsein ist etwas anderes als Aufmerksamkeit. Aufmerksamkeit oder achtsames Bewusstsein ist etwas, das man kultivieren und üben kann, aber reines Bewusstsein ist Ihr inneres Selbst. Es ist ohne Ihr Zutun am Werk. Sie können Ihr Bewusstsein nicht abstellen oder davor davonlaufen!
- ✔ **Bewusstsein kommt vor dem Denken.** Als Baby hatten Sie Bewusstsein ohne Worte und Vorstellungen. Gedanken und Vorstellungen entstehen nach dem Bewusstsein.
- ✔ **Als Bewusstsein sind Sie sowohl »nichts« als auch »alles«.** Ohne Bewusstsein würde nichts für Sie existieren. Mit Bewusstsein sind Sie Teil von allem.

Nachdem Sie nun von all diesen Eigenschaften des Bewusstseins gelesen haben, wie reagieren Sie darauf?

Es ist nicht wichtig, ob Sie an diese Vorstellungen glauben oder nicht – wichtig ist, dass Sie diese Vorstellungen selbst untersuchen und erkunden. Von Sokrates stammt der Ausspruch »Das unerforschte Leben ist nicht lebenswert«.

Ihre Intentionen für ein achtsames Leben klären

Die Intention ist von entscheidender Bedeutung, denn sie bereitet den Boden für das, was sich während der Übungen entfaltet.

Intentionen entwickeln sich. Eine Studie hat gezeigt, dass sich die meisten Menschen der Achtsamkeit zuwenden, weil sie ihren Stress reduzieren möchten. Im weiteren Verlauf wächst dann das Interesse an einem besseren Verständnis ihrer Gedanken und Gefühle und später schätzen sie das gewachsene Mitgefühl. Was ist *Ihre* Intention?

Herausfinden, was Sie suchen

Um einen Einblick in Ihre wahren und tiefen Intentionen in Bezug auf die Achtsamkeitsübungen zu erhalten, können Sie sogenannte meditative Visualisierungen durchführen. Lesen Sie die folgenden Anleitungen und üben Sie für sich selbst, oder nehmen Sie sie als Audiodatei auf und hören Sie sie, wenn Sie üben. Eine andere Möglichkeit ist, einen Freund zu bitten, Ihnen die Meditation langsam und ruhig vorzulesen.

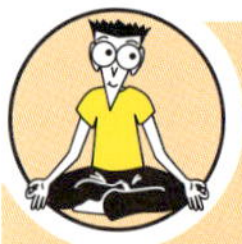

Entdecken Sie Ihre Beweggründe: Eine Visualisierungsmeditation

1. Nehmen Sie eine bequeme Position auf einem Stuhl oder Sofa ein oder legen Sie sich auf den Boden. Wichtig ist, dass Sie sich geborgen und wohlfühlen. Schließen Sie die Augen.
2. Stellen Sie sich vor, Sie sitzen am Ufer eines schönen Gewässers – einem See oder einer Lagune, vielleicht auch an einem ruhigen, spiegelglatten Meer. Es kann sich um einen Ort handeln, an dem Sie schon einmal waren, den Sie schon einmal gesehen haben oder den es in Ihrem Kopf nur als Vorstellung gibt – das ist ganz egal. Suchen Sie sich einen Ort aus, an dem Sie ruhig und entspannt sind. Der See ist vielleicht an einem Ufer von majestätischen Bäumen bewachsen. Am anderen Ufer sieht man in einiger Entfernung eine atemberaubende Bergkette. Die Temperatur ist wie für Sie gemacht und eine sanfte Brise sorgt für die nötige Erfrischung. Am Horizont fliegt eine Schar Vögel. Sie fühlen sich entspannt und behaglich.
3. Sie sehen nach unten und bemerken einen Kieselstein. Sie heben ihn auf und schauen genauer hin. In den Kiesel ist eine Frage eingraviert. Die Frage lautet: »Warum möchte ich Achtsamkeit üben?« Sie sehen sich die Frage genau an, während Sie den Kieselstein sanft in der Hand halten.
4. Sie werfen den Stein ins Wasser und schauen ihm nach, wie er in einem Bogen durch die Luft fliegt und schließlich auf die Wasseroberfläche trifft. Sie sehen, wie kleine Wellen kreisförmig auseinanderlaufen. Während der Stein auf das Wasser trifft, denken Sie weiter über die Frage nach: »Warum möchte ich Achtsamkeit üben?« Der Kieselstein sinkt unter die Wasseroberfläche. Sie können sehen, wie er tiefer und tiefer ins Wasser sinkt. Während er weiter in die Tiefe sinkt, schauen Sie ihm nach und denken weiter über die Frage nach: »Warum möchte ich Achtsamkeit üben?« Sie beobachten weiter, wie der Kieselstein versinkt, und denken weiter über die Frage nach.
5. Schließlich setzt der Kieselstein sanft auf dem Boden auf und bleibt liegen. Die Frage »Warum möchte ich Achtsamkeit üben?« ist nach wie vor sichtbar. Denken Sie über diese Frage noch eine Zeit lang nach.
6. Bringen Sie die Visualisierungsmeditation zum Abschluss, achten Sie auf die Empfindungen in Ihrem Körper, atmen Sie etwas tiefer ein und öffnen Sie die Augen, wenn Sie so weit sind. Halten Sie alles, was Sie entdeckt haben, in Ihrem Tagebuch fest, wenn Sie eines haben. Manchmal hat man beim Schreiben weitere Einsichten.

Track 1

Bei dieser »Intentionsmeditation« gibt es keine richtigen oder falschen Antworten. Manche Menschen finden klare Antworten auf die Frage, was sie sich von den Achtsamkeitsübungen erhoffen, andere denken nach und finden keine Antwort. Manche Menschen schätzen die Antworten, die sie finden, wenn der Kiesel auf die Wasseroberfläche trifft, als naheliegender ein, um dann, wenn der Kiesel tiefer sinkt, klarere und tiefere Gründe für ihr Engagement zu finden. Wenn Ihnen die Meditation weitergeholfen hat, ist das gut. Wenn nicht, müssen Sie sich keine Sorgen machen – Sie finden in diesem Kapitel noch weitere Übungen.

Entdecken Sie Ihre Intention: Sätze ergänzen

1. Nehmen Sie ein Blatt Papier oder Ihr Tagebuch zur Hand und schreiben Sie eine Minute lang so viele Antworten zu den folgenden Fragen auf, wie Sie können, ohne groß darüber nachzudenken:

   - Ich möchte Achtsamkeit üben, weil …
   - Wenn ich achtsamer bin, werde ich …
   - Die wahren Gründe, warum ich Achtsamkeit üben will, sind …
   - Am Ende gibt mir Achtsamkeit …
   - Achtsamkeit bedeutet für mich …
   - Wenn andere mich fragen, was Achtsamkeit ist, sage ich Ihnen …

2. Lesen Sie anschließend Ihre Antworten und denken Sie darüber nach. Sind Sie von der einen oder anderen Antwort überrascht? Warum? Vielleicht kommen Sie auf diese Antworten noch einmal zurück, wenn Sie Motivationsprobleme haben sollten – Ihre Antworten können Ihnen einen Motivationsschub geben, weiter zu meditieren, wenn Sie sehen, welche positiven Aspekte die Achtsamkeit für Sie birgt.

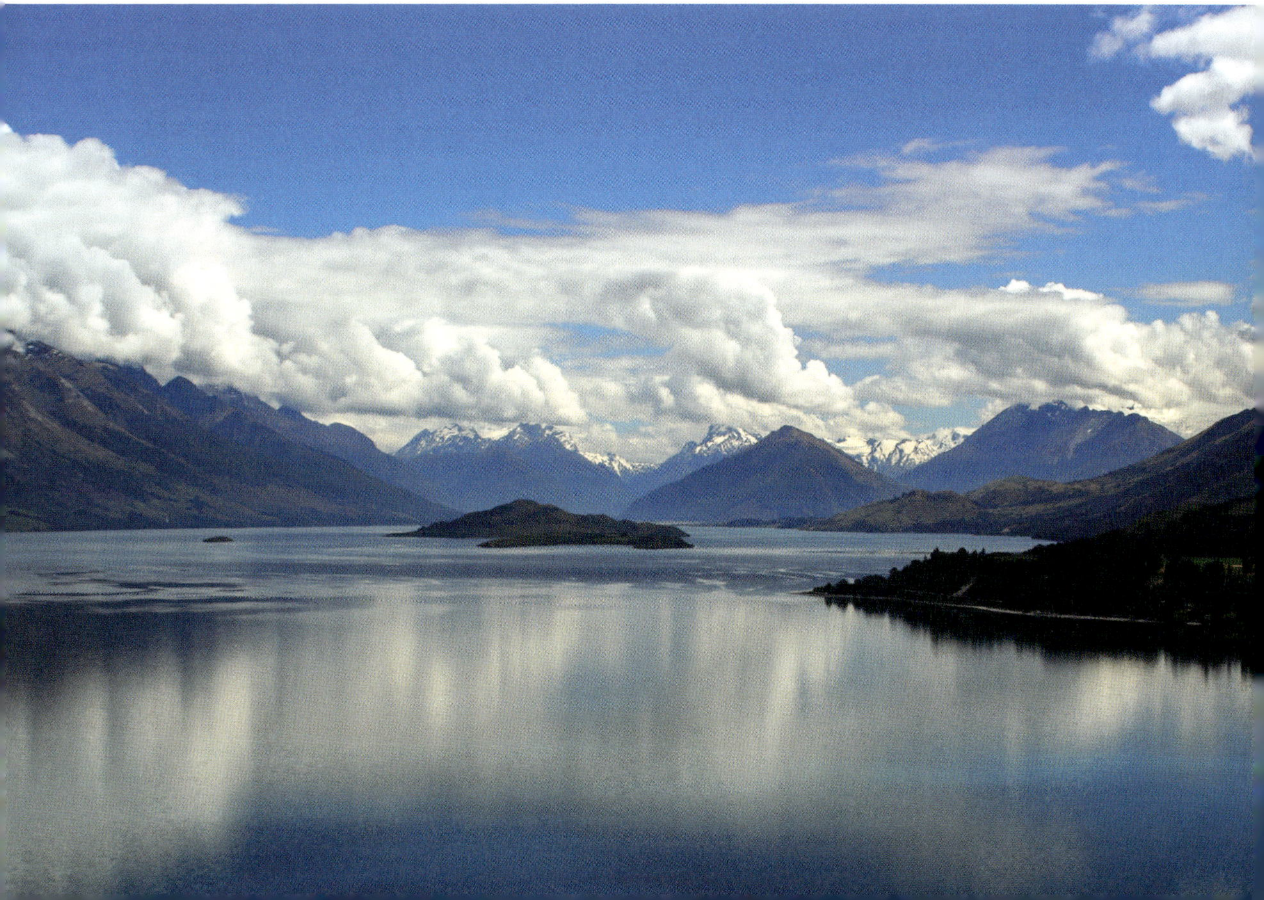

Eine Vision entwickeln

Eine Vision ist ein langfristiges Bestreben – etwas, auf das Sie bereit sind hinzuarbeiten. Stellen Sie sich das Ganze vor wie eine Reise – Sie müssen zwei Dinge wissen: Wo sind Sie jetzt und wo wollen Sie hin.

Die Visionen geben Ihnen die Energie, die Motivation und die Kraft für die Meditationsübungen, besonders wenn Ihnen gar nicht nach Meditieren ist. Es gibt Tage, da ist Ihr Kopf so vollgestopft mit Gedanken, Ideen und Meinungen, dass es Ihnen schwerfällt, ruhig zu werden. Ihre Vision ist vielleicht, ein ruhiger und gefasster Mensch zu sein, jemand, der sich nie allzu viele Sorgen um irgendetwas macht und den andere um Rat fragen. Wenn Sie das im Hinterkopf behalten, wissen Sie, warum Sie meditieren, und bringen das nötige Engagement auf, bei der Stange zu bleiben. Das bedeutet natürlich nicht, dass das Ziel jeder Meditation innere Ruhe ist und dass Sie versagt haben, wenn Sie nicht ruhig geworden sind – eine Vision ist mehr als das, nämlich eine langfristige Perspektive und kein kurzfristiges Ziel. Wenn Sie nicht so genau wissen, was Ihre Vision ist, versuchen Sie sie mithilfe der folgenden Übungen klarer herauszuarbeiten.

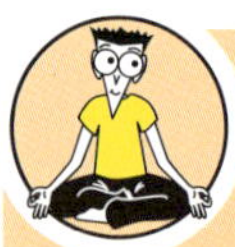

Schreiben Sie einen Brief an Ihr zukünftiges Selbst

1. Denken Sie an sich in fünf oder zehn Jahren, träumen Sie einmal einfach drauflos: Wie würden Sie sich fühlen? Welche Art Mensch hoffen Sie dann zu sein? Wie gehen Sie mit den Herausforderungen Ihres Lebens um?
2. Schreiben Sie zu diesem Thema einen Brief an sich oder malen Sie Bilder, wenn Sie eher ein visueller Typ sind.
3. Hängen Sie den Brief zu Hause an die Wand oder bitten Sie einen guten Freund, Ihnen den Brief irgendwann im nächsten Jahr zu schicken.

Die meisten Menschen finden es toll, einen Brief von sich selbst in der Post zu finden, und die Selbstreflexion kommt irgendwie immer zur richtigen Zeit in Ihrem Leben an.

Gehen Sie zu Ihrer eigenen Beerdigung

1. Versuchen Sie, eventuelle Widerstände gegen diese Übung zu überwinden, denn sie ist sehr bewegend und gewaltig. Stellen Sie sich vor, an Ihrer eigenen Beerdigung teilzunehmen. Sie sehen bewusst Ihre Familie und Ihre Freunde ringsum stehen.
2. Betrachten Sie jede Person und stellen Sie sich vor, wie jede von ihnen sagt, was *Sie* gerne von ihr über sich hören möchten: Was haben die anderen an Ihnen geschätzt? Über welche Aspekte Ihrer Persönlichkeit würden Sie sie gerne sprechen hören? Was haben sie an Ihnen bewundert?
3. Denken Sie nach der Übung über alles nach. Wie haben Sie sich gefühlt? Was haben die Leute über Sie gesagt?

Diese Übung hilft Ihnen, die Dinge in einen Kontext zu stellen und Ihre Werte zu klären. Was ist Ihnen wirklich wichtig? Wie können Sie das, was über Sie gesagt wurde, dazu nutzen, eine Vision von dem Menschen zu entwickeln, der Sie werden möchten? Wie kann diese Vision Ihnen als Motivation für Ihre Meditationsübungen dienen?

Wenn Sie also einer langfristigen Vision folgen, die den Beweggrund für Ihre Meditationsübungen liefert, dann folgen Sie ihr weiter – langfristig. Denken Sie nicht zu viel darüber nach, ob Sie sich Ihrem Ziel nähern oder nicht – vertrauen Sie darauf, dass der Prozess des Meditierens seine Wirkung haben wird.

Ihr Engagement auf Trab bringen

Wie bringt man Engagement auf? Wie legt man sich verbindlich fest? Es lässt sich nicht leugnen, dass Engagement harte Arbeit ist. Ihr Engagement ist besonders dann in Gefahr, wenn Sie schwere Zeiten durchmachen müssen. Wenn Sie das Gefühl haben, dass alles schiefläuft, ist eine Meditation das Letzte, woran Sie denken. Aber gerade dann brauchen Sie sie am meisten. Solche harten Tage stellen Ihr Engagement für Ihren Entschluss zur täglichen Übung auf die Probe. Wenn Sie Ihre Übung nicht machen, obwohl Sie den Wunsch dazu verspürten und den letzten Tropfen Ihres Engagements aus sich herausgequetscht haben und sich trotzdem nicht aufraffen konnten, begegnen Sie dieser Situation mit Neugier und Akzeptanz. Machen Sie sich nicht selbst fertig. Was war, das war. Sie wollten üben, aber Sie haben es nicht getan – die Frage ist, was ist passiert? Welche Gedanken und Gefühle haben dazu geführt, dass Sie untätig geblieben sind? Was geht Ihnen jetzt durch den Kopf, während Sie sich selbst diese Fragen stellen?

Selbstdisziplin aufbringen

Das Wort *Disziplin* hat für manche Menschen einen negativen Beigeschmack und kann eher abschreckend wirken. Das ist schade, denn Selbstdisziplin ist wichtig, wenn man gesund leben will. Selbstdisziplin ist die Fähigkeit, sich selbst zu bestimmten Handlungen zu bewegen, obwohl man gerade nicht in der Stimmung dazu ist.

Stellen Sie sich vor, was Sie mit ausreichender Selbstdisziplin alles erreichen könnten. Egal was Sie sich vornähmen, Sie könnten es schaffen. Selbstdisziplin ist erstaunlich mächtig und eine unglaublich wertvolle Tugend.

Für sich betrachtet kann Disziplin allerdings das Gefühl eines kalten, klinischen, beinahe emotionslosen Handelns vermitteln. Wenn Sie Disziplin jedoch mit Ihren Intentionen und nützlichen Haltungen (siehe Kapitel 2) verbinden, können Sie daraus Inspirationen für Ihre Achtsamkeitsübungen schöpfen.

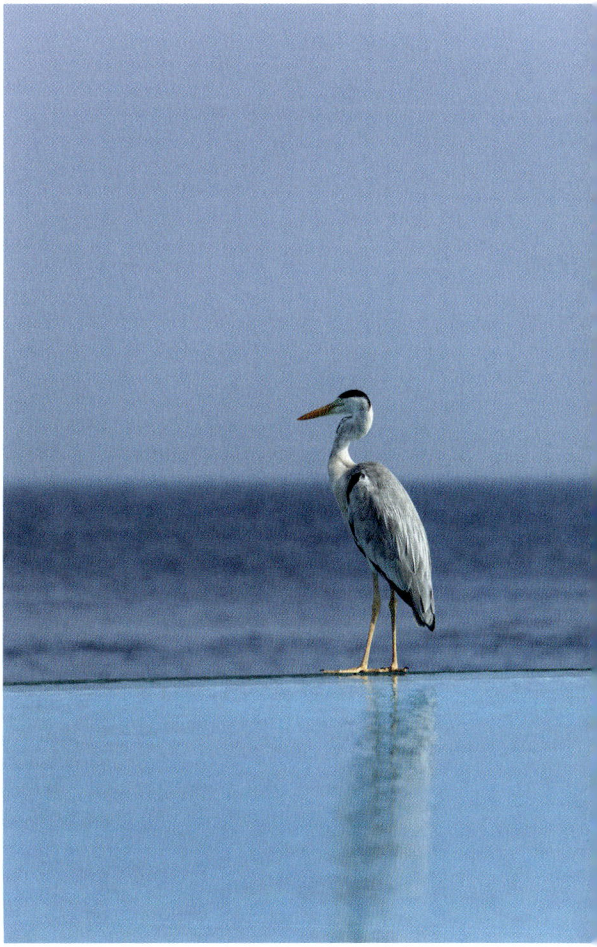

Die folgenden Tipps können Ihnen helfen, Ihre Selbstdisziplin für die tägliche Meditation auf Trab zu bringen:

- **Verzeihen Sie sich gelegentliche Ausrutscher.** Denken Sie daran, Meditation ist ein langfristiger Prozess. Geben Sie wegen des einen oder anderen Ausrutschers nicht gleich auf. Wenn Sie nicht erfolgreich sind, finden Sie heraus, warum das so ist, und versuchen Sie es immer weiter!
- **Gehen Sie die Sache Schritt für Schritt an.** Studien haben ergeben, dass die Willenskraft mit einem Muskel vergleichbar ist. Willenskraft kann ermüden, wenn sie an einem Tag zu viel strapaziert wird, lässt sich aber auch mit der Zeit kräftigen. Versuchen Sie also besser nicht, Ihr ganzes Leben an einem Tag umzukrempeln. Fangen Sie lieber mit sehr kurzen täglichen Meditationsübungen an.
- **Glauben Sie an sich. Sie können es schaffen.** Selbst wenn Sie an Konzentrationsstörungen leiden oder krank sind, können Sie Meditationsübungen machen. Glauben Sie daran, dass Sie sich engagieren können.
- **Bitten Sie um Unterstützung.** Vielleicht können Sie mit Ihrem Partner oder einem Freund zusammen meditieren. Es kann auch helfen, wenn Sie sich einer Meditationsgruppe anschließen.
- **Belohnen Sie sich.** Wahrscheinlich haben Sie sich bei vielen Gelegenheiten das Leben schwer gemacht, wenn Sie etwas nicht richtig oder nicht gut oder nicht gut genug gemacht haben. Warum belohnen Sie sich nicht einmal für etwas, auf das Sie stolz sind? Es ist schwer, die Disziplin für tägliche Meditationen aufzubringen. Wenn Sie das eine Woche oder auch nur ein paar Tage lang geschafft haben, sollten Sie sich etwas Schönes gönnen!

Das richtige Maß an Engagement finden

Einer der Gründe, warum es Menschen schwerfällt, ihr Engagement aufrechtzuerhalten, liegt darin, dass sie zu ehrgeizig sind.

Wenn Sie entscheiden, dass Sie den Rest Ihres Lebens zwei Stunden täglich meditieren, egal was passiert, hört sich das eher abschreckend an. Sie müssen es langsam angehen lassen und klein anfangen. Wie finden Sie heraus, wie viel Engagement für Sie richtig ist? Fangen Sie doch einfach damit an, dass Sie sich für acht Wochen verpflichten, täglich 30 Minuten lang zu meditieren, und sehen erst mal, wie das für Sie funktioniert. (In Kapitel 4 erfahren Sie mehr über das Acht-Wochen-Programm.)

Vielleicht passen zu Ihrem Lebensstil aber auch eher zwei kurze Meditationen von zehn Minuten Dauer oder sogar regelmäßige dreiminütige Meditationen über den Tag verteilt. Vielleicht leiden Sie an chronischen Schmerzen oder Depressionen und möchten eine höhere Ebene erreichen und demzufolge auch mehr Engagement aufbringen. Das finde ich gut, aber dennoch sollten Sie maßvoll anfangen und Ihre Übungszeiten Schritt für Schritt ausdehnen. Es gibt bei Meditationsübungen keine ideale Mindest- oder Höchstdauer.

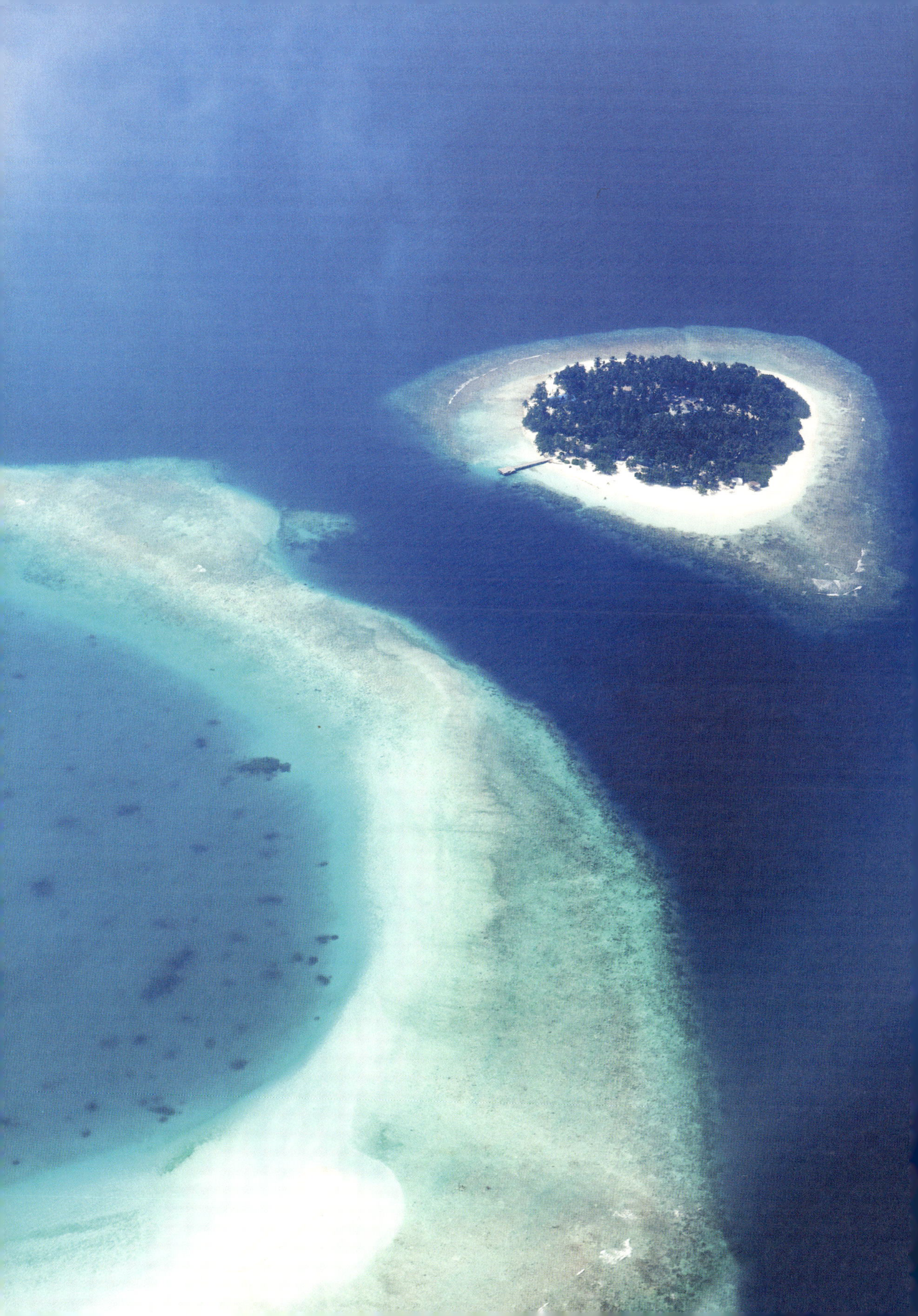

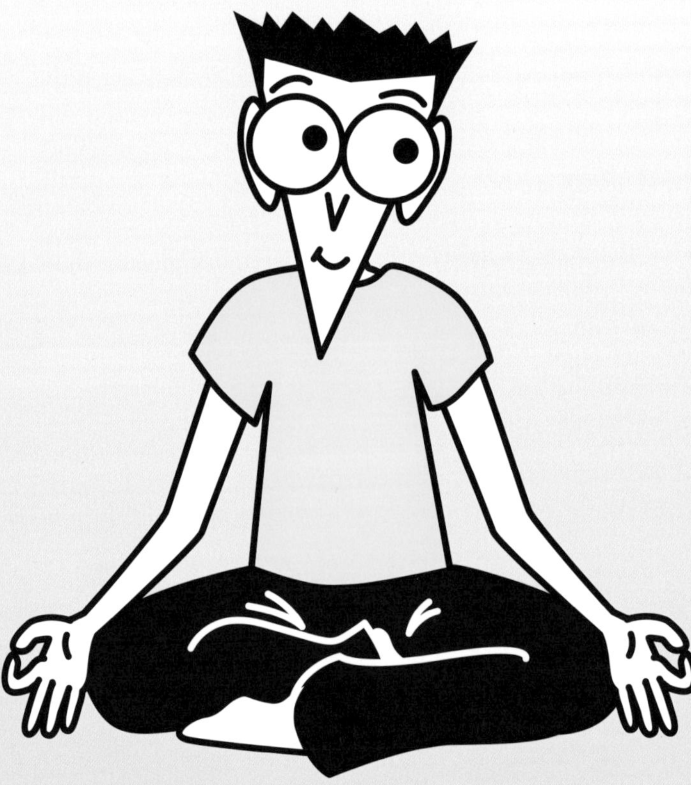

2

Gesunde Haltungen entwickeln

In diesem Kapitel

- ✔ Wichtige Achtsamkeitsübungen entwickeln
- ✔ »Warmherzigkeit« verstehen
- ✔ Schädliche Haltungen in den Griff bekommen
- ✔ Vom Handlungs- in den Seinsmodus wechseln

Wenn es um Haltungen geht, haben Sie die Wahl. Sobald Sie sich Ihre Sichtweise bewusst gemacht haben, können Sie sie verbessern. Ihre Haltung hat nichts damit zu tun, was in Ihrem Leben passiert, wie erfolgreich Sie sind oder wie Sie sich fühlen. Sie können sich frustriert fühlen und dennoch denken: »Wie dem auch sei, ich bin mir dessen wenigstens bewusst« oder »Das ist nur ein Gefühl«. Ihre Haltung zu ändern, ist schwierig, aber es *ist* möglich. Wenn Sie Ihren äußeren und inneren Augenblickserfahrungen mit achtsamen Haltungen begegnen, werden Sie beginnen, selbsteinschränkende Überzeugungen über Bord zu werfen, und Ihr Leben wird wieder in Fluss kommen.

Wie die Haltung das Ergebnis beeinflusst

Wie wirkt sich Ihre Haltung auf Ihre Achtsamkeitsmeditation aus? Wenn Ihre Haltung sich in der Aussage »Meditieren ist total anstrengend« widerspiegelt, werden Sie sich anstrengen, um etwas zu erreichen. Gehen Sie davon aus, dass Meditieren einfach ist, und stoßen dann auf Schwierigkeiten, werden Sie vielleicht frustriert. Ist Ihre Haltung »Ich weiß nicht, wie es ein wird. Ich werde es einfach versuchen und sehen, was passiert«, sind Sie auf alles vorbereitet, was kommt.

Haltungen sind die Erde, in der Ihre Achtsamkeitsübungen groß und stark heranwachsen können. Eine nährstoffreiche, fruchtbare Erde nährt die Saat der Achtsamkeit und sorgt dafür, dass sie gedeiht. Jedes Mal, wenn Sie Achtsamkeit üben, wässern Sie die Saat, sorgen für sie und schenken ihr Aufmerksamkeit. Wenn die Erde jedoch durch die Einwirkung schädlicher Haltungen schlecht wird, fängt das junge Pflänzchen an zu welken. Eine Pflanze braucht regelmäßig Wasser, um wachsen zu können – mangelnde Pflege und Aufmerksamkeit führt dazu, dass sie eingeht.

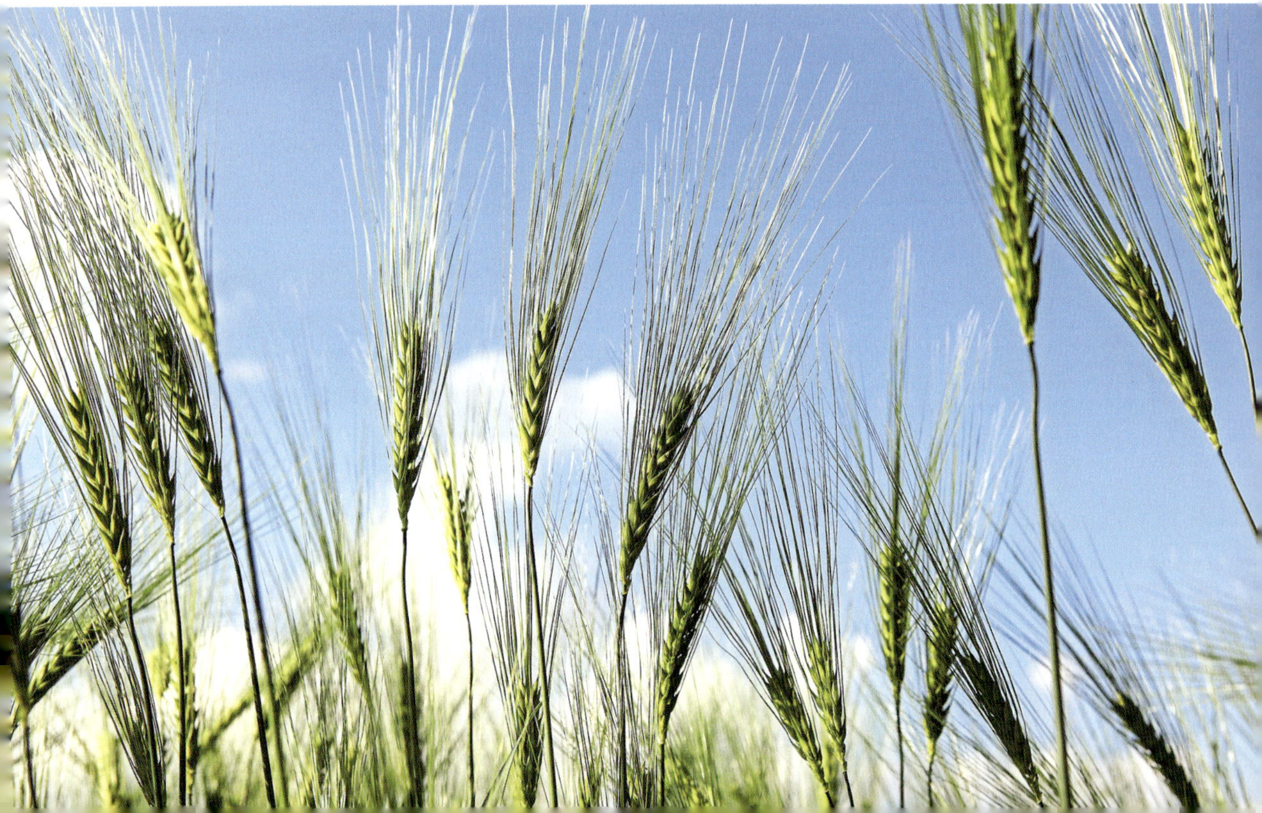

Ihre Haltungen zur Achtsamkeit entdecken

Haltungen können Gewohnheiten werden, gute und schlechte. Und genau wie Gewohnheiten, lassen sich Haltungen nicht so leicht ablegen. Sie müssen daran arbeiten, Ihre Haltungen zu verbessern. Fangen Sie damit an herauszufinden, wie Ihre aktuellen Haltungen zu Meditation, zu Stille, Ruhe und Nichtstun aussehen. Anschließend können Sie durch Verständnis und Bemühungen Haltungen entwickeln, die regelmäßige Achtsamkeitsübungen eher fördern.

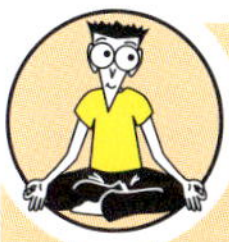

Sich der eigenen Haltungen bewusst werden

1. Nehmen Sie sich ein Blatt Papier und einen Stift und beantworten Sie die folgenden zehn Fragen:

   - ✔ Was hoffen Sie mit Achtsamkeitsmeditationen zu erreichen?
   - ✔ Warum üben Sie Achtsamkeit?
   - ✔ Welchen Erfahrungen hoffen Sie sich durch Achtsamkeitsübungen nähern zu können?
   - ✔ Wie lange wird es Ihrer Meinung nach dauern, bevor Sie die positiven Wirkungen der Meditation spüren?
   - ✔ Welche Körperempfindungen erwarten Sie während oder nach einer Meditation?
   - ✔ Wie sehen Ihre bisherigen Erfahrungen mit Meditation aus? Halten Sie daran fest oder haben Sie sie zu den Akten gelegt?
   - ✔ Wie viel Mühe sind Sie bereit, in die Übungen zu stecken? Werden Sie mehrmals am Tag, einmal am Tag, einmal in der Woche oder immer dann meditieren, wenn Sie Lust dazu haben?
   - ✔ Wenn Sie das Wort »Meditation« oder »Achtsamkeit« hören, welche Gedanken und Gefühle kommen dann auf?
   - ✔ Woher wissen Sie, dass Sie richtig meditieren?
   - ✔ Was ist das Tolle am Meditieren?

2. Sehen Sie sich jetzt Ihre Antworten an. Fallen Ihnen irgendwelche Muster auf? Stehen Sie den möglichen Vorteilen der Meditation sehr positiv gegenüber? Sind Sie negativ gegenüber der Meditation eingestellt? Oder ist Ihnen diese Frage gleichgültig und Sie möchten einfach experimentieren und selbst ein wenig Forschung betreiben?

3. Versuchen Sie, Ihre Antworten nicht zu beurteilen. Sagen Sie sich einfach, dass es nun mal so ist. Wenn Sie nicht anders können als zu denken: »Das ist gut« oder »Oh, das ist wirklich eine schlechte Haltung, was ist bloß los mit mir?«, registrieren Sie auch das. Ihr Geist gibt eben einfach Urteile ab.

Nützliche Haltungen entwickeln

In diesem Abschnitt finden Sie die wichtigsten Grundhaltungen, die Ihnen ermöglichen, eine solide Achtsamkeitsübung aufzubauen. Diese Haltungen helfen Ihnen, schwierige Empfindungen und Gefühle zu verarbeiten, Lethargie zu überwinden und die nötige Energie aufzubringen, um zu handeln. Ohne diese Haltungen verblassen Ihre Übungen möglicherweise und Ihre Intentionen lassen nach, genau wie Ihre Kraft, sich auf den aktuellen Augenblick zu konzentrieren. Einige nützliche Herangehensweisen an Ihre Übungen werden Sie mit zunehmender Erfahrung entwickeln. Andere stehen Ihnen von Anfang an zur Verfügung.

Was ist Akzeptanz?

Akzeptanz ist für die Entwicklung der Achtsamkeit eine der fruchtbarsten Haltungen. Akzeptanz bedeutet, dass Sie Ihre Erfahrungen wahrnehmen und einfach anerkennen, anstatt sie als gut oder schlecht zu beurteilen. Manche Menschen mögen das Wort »Akzeptanz« nicht – ersetzen Sie es durch das Wort »Anerkennung«, wenn Sie mögen.

> Akzeptanz hat nichts mit Resignation zu tun. Ich meine nicht »Wenn Sie denken, Sie können nichts ändern, akzeptieren Sie es« – das hieße ja aufgeben und nicht annehmen. Ich meine vielmehr die Annahme der Erfahrungen des jeweiligen Augenblicks.

Wenn Sie Schmerzen haben, seien es körperliche, wie eine schmerzende Schulter, oder psychische, wie Depressionen oder Ängste, ist die natürliche Reaktion, das Gefühl des Schmerzes möglichst zu vermeiden. Das erscheint vernünftig, weil körperlicher und psychischer Schmerz nun einmal unangenehm ist. Also ignorieren Sie den Schmerz, lenken sich ab oder gehen vielleicht sogar so weit, sich mit Drogen oder Alkohol zu betäuben. Das mag kurzfristig funktionieren, aber es dauert nicht lange, bis die Vermeidung auf der psychischen und emotionalen Ebene fehlschlägt.

Wenn Sie Schmerzen bekämpfen, fühlen Sie den Schmerz dennoch, aber Sie laden sich zusätzlich die emotionale Verletzung und den Kampf gegen den Schmerz auf. Buddha nannte dies den »zweiten Pfeil«. Wenn ein Krieger durch einen Pfeil verletzt wird und Gedanken wie »warum musste mir das passieren« oder »wenn ich nun nicht mehr laufen kann« in ihm aufkommen, ist das ein »zweiter Pfeil«. Auch Sie tun sich das möglicherweise an, wenn Sie Schmerzen oder auch nur ein leichtes Unwohlsein empfinden, anstatt zu akzeptieren, was passiert ist, und den nächsten Schritt zu tun. Vermeidung und Weglaufen sind ein »zweiter Pfeil«, der Ihr Leiden nur vergrößert. Akzeptanz bedeutet, den Kampf gegen die augenblickliche Erfahrung einzustellen. Akzeptanz entfernt den zweiten Pfeil der Schuld, Kritik oder Verleugnung.

Ein weiterer wichtiger Aspekt der Akzeptanz ist die Anerkennung der aktuellen Situation. Wenn Sie sich verirrt haben, werden Sie selbst dann, wenn Sie eine Karte haben, nicht an Ihr Ziel gelangen, solange Sie nicht wissen, wo Sie sich in diesem Augenblick befinden. Sie müssen wissen und anerkennen, wo Sie stehen, bevor Sie damit anfangen können herauszufinden, wo Sie hin möchten. Paradoxerweise ist Akzeptanz der erste Schritt für jede radikale Veränderung. Wenn Sie nicht anerkennen, wo Sie sind und was gerade passiert, können Sie nicht wirklich von diesem Punkt wegkommen.

Und so können Sie Akzeptanz zu erreichen versuchen:

- Geben Sie der Erfahrung, die Sie nicht akzeptieren, sanft einen Namen: Wenn Sie verärgert sind, stellen Sie innerlich fest: »Ich empfinde jetzt Ärger … ich empfinde Ärger.« So machen Sie einen ersten Schritt, Ihr Gefühl anzunehmen.
- Nehmen Sie wahr, welcher Teil Ihres Körpers angespannt ist, und stellen Sie sich vor, wie Ihr Atem in diesen angespannten Bereich hinein- und wieder herausfließt. Während Sie ein- und ausatmen, sagen Sie sich: »Es ist gut so. Es ist schon da … Es ist schon da.«
- Überlegen Sie, wie sehr Sie Ihre aktuellen Gedanken/Empfindungen/Gefühle annehmen, indem Sie auf einer Skala zwischen 1 und 10 eine Zahl nennen. Fragen Sie sich, was Sie tun müssen, um Ihre Akzeptanz um 1 zu steigern, und versuchen Sie es, so gut Sie können.
- Entwickeln Sie echte Neugier auf Ihre Erfahrungen. Überlegen Sie: »Woher kam dieses Gefühl? Wo empfinde ich es? Was ist interessant daran?« Ihre Neugier kann Sie so zu etwas mehr Akzeptanz führen.

Im Land der Gefühle kommt man nicht am schnellsten von A nach B, wenn man versucht, sich zu B hinzuzwingen, sondern indem man A akzeptiert. Rückhaltlose Akzeptanz führt automatisch zu Veränderungen.

Die Entdeckung der Geduld

Wenn Sie bei jeder Meditation voller Freude und Frieden wären, würden Sie die wunderbare Haltung der Geduld gar nicht brauchen. Es ist nun einmal so, dass im Verlauf von Meditationen auch gelegentlich problematische Gedanken und Gefühle auftauchen, wie bei jeder anderen Aktivität.

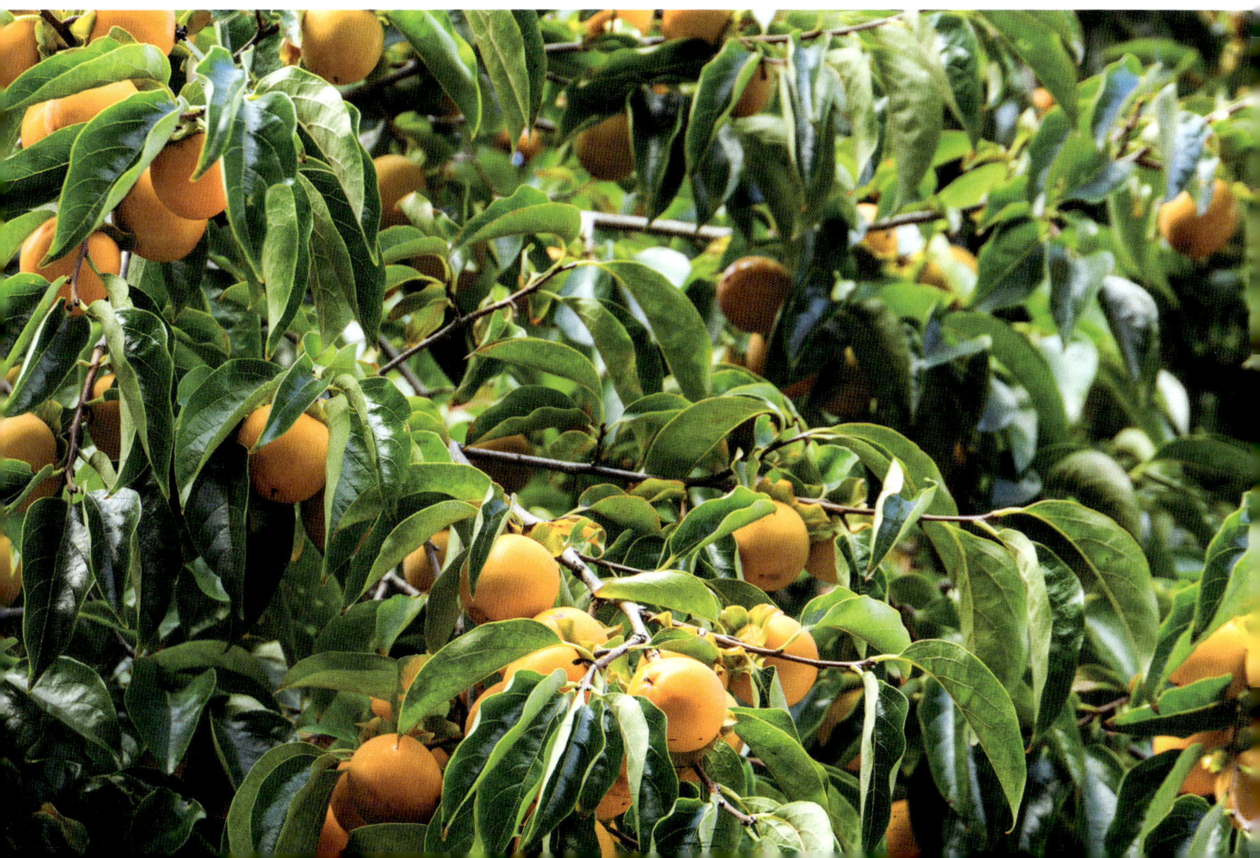

Es kommt entscheidend darauf an, wie Sie diesen Gefühlen begegnen und sie willkommen heißen.

Sie können die Vorteile der Meditation zwar bereits nach kurzer Zeit spüren, die Forschung zeigt jedoch, dass die Ergebnisse umso besser sind, je mehr Zeit Sie in die Achtsamkeitsübungen investieren. Meditation ist Geistestraining und braucht, wie jedes Training, Zeit.

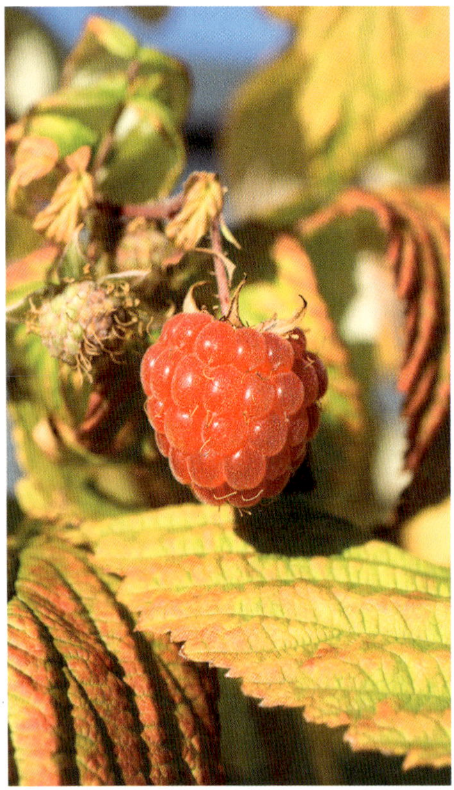

Wenn Sie von Natur aus eher ungeduldig sind, ist Meditation das perfekte Training für Sie. Geduld ist, wie alle Haltungen, die ich in diesem Abschnitt aufgreife, ein Zustand, den man durch regelmäßige Bemühungen entwickeln kann. Haltungen sind Muskeln, die man durch geistige Gymnastik trainieren kann.

Und so können Sie Ihre Geduld fördern:

- ✔ Wenn Sie in einer Situation Ungeduld empfinden, betrachten Sie das als eine Gelegenheit, Ihren Gedanken Achtsamkeit entgegenzubringen. Lassen Sie sich von ihnen faszinieren. Sind die Gedanken alle wahr? Welche Auswirkungen haben sie auf Ihren Gefühlszustand? Worum drehen sie sich?
- ✔ Wenn Sie das nächste Mal Auto fahren und eine gelbe Ampel sehen, halten Sie sicher an, anstatt noch schnell durchzurasen. Stellen Sie fest, wie Sie sich fühlen. Wiederholen Sie das mehrere Male und achten Sie darauf, ob es Ihnen leichter oder schwerer fällt, geduldig zu sein.
- ✔ Anstatt im Supermarkt die kürzeste Schlange an der Kasse zu wählen, entscheiden Sie sich für die am nächsten liegende. Lassen Sie sich auf das Gefühl der Ungeduld ein, wenn Sie es spüren, und begegnen Sie dieser Erfahrung mit Neugier, anstatt sofort auf Ihre Ungeduld zu reagieren.
- ✔ Wenn Sie sich mit jemandem unterhalten, hören Sie mehr zu als Sie reden. Widerstehen Sie dem Drang zu sprechen und hören Sie mehr zu. Zuhören kann sehr anstrengend sein und ist ein hervorragendes Geduldstraining. Jedes Mal, wenn Sie diese Übung machen, trainieren Sie Ihr Gehirn, etwas geduldiger zu sein.

Die Dinge mit anderen Augen betrachten

Der große Zen-Meister Suzuki Roshi prägte den Begriff des »Anfänger-Geistes« und schreibt ihm die Fähigkeit zu, die Dinge mit anderen Augen zu sehen: »Der Anfänger-Geist ist voller Möglichkeiten, während der Experte nur wenige sieht.« Was bedeutet das?

Denken Sie an ein kleines Kind. Kinder sind die besten Achtsamkeitslehrer der Welt. Sie begegnen den einfachsten Dingen mit Erstaunen. Geben Sie ihnen einen Schlüsselbund in die Hand und sie schauen ihn an, sehen die Vielfalt der sich darin spiegelnden Farben, schütteln ihn und hören den Klang – und schmecken die Schlüssel natürlich auch. Kinder sind der Inbegriff des Anfänger-Geistes. Sie sehen Dinge wie beim ersten Mal, weil sie nicht schon mit Ideen, Vorstellungen, Überzeugungen, Namen und Gedanken vollgestopft sind, die ihnen sagen, was richtig und was falsch ist. Babys machen sich keinen Kopf. Sie gehen eine Verbindung mit den rohen Sinneseindrücken ein, die ihr Geist aufnimmt, und haben Spaß daran.

Sie können das Leben ganz ähnlich betrachten. Kultivieren Sie die Haltung des Anfänger-Geistes und sehen Sie die Welt mit neuen Augen – Sie müssen gar nicht so viel dafür tun. Versuchen Sie es einfach mit der folgenden Übung.

Wenn Sie den Zustand des Anfänger-Geistes erleben, leben Sie in einer Welt voller Faszination, Neugier, Kreativität, Aufmerksamkeit und Spaß. Sie entdecken ständig Neues und sehen die Welt mit den Augen eines Kindes. Jeder Augenblick ist anders und einzigartig. Jeder Augenblick ist der einzige Augenblick, den Sie haben.

Wenn Meditation etwas Neues für Sie ist, sind Sie in einer beneidenswerten Lage. Sie sind ein echter Anfänger-Geist! Aber schon bei der zweiten Meditation kann es sein, dass Sie anfangen zu vergleichen, in Begriffe zu fassen oder zu verurteilen. Wenn das passiert, sollten Sie es einfach sein lassen, so gut Sie können – lenken Sie Ihre Aufmerksamkeit zurück auf das Hier und Jetzt, den gegenwärtigen Augenblick, als ob Sie sich zum ersten Mal damit beschäftigen. Ich will nicht sagen, dass der Anfänger-Geist eine einfache Haltung ist, aber sie ist grundlegend, wenn Sie langfristig Ihre Meditationsdisziplin aufrechterhalten wollen.

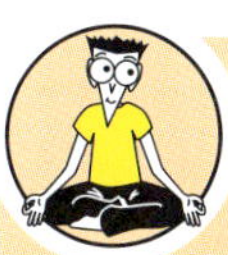

Den Anfänger-Geist kultivieren

1. Setzen oder legen Sie sich entspannt und bequem hin und schließen Sie die Augen.
2. Stellen Sie sich jetzt vor, Sie seien von Geburt an blind gewesen. Sie haben noch nie Farben gesehen. Sie haben andere Leute davon reden hören, aber Sie können sich nicht einmal vorstellen, was Farben sind. Bleiben Sie mindestens fünf Minuten bei dieser Vorstellung. Wenn Sie merken, dass Ihre Gedanken abwandern, lenken Sie sie sanft wieder auf die Übung zurück.
3. Wenn Sie so weit sind, öffnen Sie Ihre Augen, als könnten Sie zum ersten Mal sehen. Sehen Sie mit den Augen des Anfänger-Geistes. Genießen Sie die vielen Farben und Formen, die Sie sehen. Lenken Sie Ihre Aufmerksamkeit wieder auf die bewusste Wahrnehmung der Farben, Schatten und Reflexionen. Vielleicht fallen Ihnen sogar Dinge auf, die Sie vorher nie wahrgenommen haben – das ist ein Zeichen, dass Sie sich auf den Anfänger-Geist eingelassen haben und die Dinge neu sehen.
4. Behalten Sie die Haltung des Anfänger-Geistes weiter bei, während Sie sich mit Ihren Tagesaktivitäten beschäftigen. Begegnen Sie jeder Erfahrung, als sei es das erste Mal.

Track 2

Vertrauen in die Meditation setzen

Ohne ein bestimmtes Maß an Vertrauen sind Achtsamkeitsmeditationen eine Herausforderung. Das liegt daran, dass Vertrauen Ihnen hilft, weiter an den Prozess der Meditation zu glauben, wenn Sie das Gefühl haben, dass nichts passiert oder etwas »falsch« läuft. Wenn Sie beispielsweise meditieren und plötzlich Langeweile verspüren, müssen Sie darauf vertrauen können, dass es sich nur um ein Gefühl wie jedes andere handelt, das wieder verschwinden kann, wenn Sie Ihre Übungen weitermachen, oder auch nicht. Es kann aber auch sein, dass Sie sich am Ende einer Meditation schlechter fühlen als vorher. Ohne Vertrauen könnten Sie nicht sehen, dass dies nur eine vorübergehende Erfahrung ist, die, wie alle Erfahrungen, nicht ewig andauern wird.

In Beziehungen braucht man Zeit, um Vertrauen aufzubauen. Sie können nicht erwarten, mit Menschen zusammenzukommen und ihnen gleich zu vertrauen. Ähnlich ist es mit Ihrer Beziehung zur Meditation. Anfangs mögen Sie dem Prozess nicht vertrauen, aber mit Geduld und engagiertem, regelmäßigem Üben wird Vertrauen entstehen. Je mehr Sie auf die Kraft der Meditation vertrauen, desto mehr werden Sie sich ihr entspannt hingeben, anstatt zu versuchen, sie aktiv herbeizuführen. Meditation ist ein Akt des Nichtstuns oder des Seins, der auf der Sicherheit des Vertrauens gründet.

Und so können Sie Vertrauen aufbauen:

- ✔ Legen Sie fest, wie lange Sie es mit Meditation versuchen wollen, und halten Sie sich daran. Wenn Sie vier Wochen jeden Tag 20 Minuten üben wollen, tun Sie das. Bereiten Sie sich darauf vor, dass es Ihnen an einigen Tagen schwerer fallen wird zu üben als an anderen, und beginnen Sie, auf den Prozess zu vertrauen.
- ✔ Wenn Sie wissenschaftlich denken, lesen Sie die Untersuchungen über Achtsamkeit und Meditation. Vielleicht überzeugt Sie das, die nötige Disziplin aufzubringen.
- ✔ Wenn Sie jemand kennen, der regelmäßig meditiert, fragen Sie denjenigen nach seiner Beziehung zur Meditation. Überlegen Sie, ob es Ihnen helfen könnte, mit jemandem zusammen zu meditieren.
- ✔ Geben Sie der Meditation Zeit. Seien Sie geduldig, und Ihr Vertrauen wird mit der Zeit ganz natürlich wachsen.
- ✔ Versuchen Sie, Ihrer eigenen Erfahrung im Hier und Jetzt zu vertrauen. Was versucht Ihre Intuition Ihnen zu sagen?

Neugier üben

Neugier ist die Grundlage des wahren Lernens. Wenn Sie neugierig sind, wollen Sie etwas Neues herausfinden – Sie wollen neues Wissen erwerben. Ein neugieriger Mensch steht in ständigem Kontakt zu seinen Sinnen. Wenn Sie neugierig sind, sehen Sie sich aufmerksam und ernsthaft um, immer auf der Suche nach etwas, das Sie noch nie gesehen haben. Sie stellen immer wieder Fragen, sich selbst und anderen Menschen. Mit Neugier an Ihre Achtsamkeitsübungen heranzugehen, ist besonders hilfreich.

Auch beim Meditieren können Sie Neugier entwickeln, indem Sie Fragen stellen. Ich habe Ihnen ein paar Fragen zusammengestellt, die Sie sich vor einer Meditation stellen können. Versuchen Sie auch, eigene Fragen zu formulieren.

- ✔ Was passiert, wenn ich vier Wochen jeden Tag 20 Minuten meditiere, ob ich mich danach fühle oder nicht?
- ✔ Was erreiche ich, wenn ich mir mit der Meditation mehr Mühe gebe? Was passiert, wenn ich mir weniger Mühe gebe?
- ✔ Was ist, wenn ich richtig still sitzen oder liegen bleibe, auch wenn ich den Drang verspüre, mich zu bewegen – was passiert dann?
- ✔ Wo in meinem Körper spüre ich positive Gefühle? Wo empfinde ich negative? Welche Formen und Farben haben meine Gefühle, wenn überhaupt?
- ✔ Wie wirkt es sich auf meine Übung aus, wenn ich beim Meditieren ein wenig lächle?

Lassen Sie Ihre Neugier von den Meditationsübungen in Ihren Alltag überschwappen. Werden Sie neugierig auf Ihre Gedanken, Gefühle und Körperempfindungen, anstatt sie einfach zu ignorieren oder ständig zu versuchen, sie zu ändern.

Meditation ist wie ein Labor, in dem Sie Ideen haben, beobachten, aufpassen, warten, was passiert, und vielleicht Ihre Schlüsse daraus ziehen. Stellen Sie sich immer weiter Fragen und gehen Sie weiter in diese Richtung. Meditationen geben Ihnen Gelegenheit, etwas über sich selbst herauszufinden, zu lernen, wie Ihr Geist und Ihr Herz funktionieren. Und wenn Sie das verstehen, verstehen Sie nicht nur sich selbst, sondern auch alle anderen, denn in jedem Menschen laufen im Wesentlichen dieselben Prozesse ab. Wir Menschen sind uns untereinander ähnlicher als wir denken.

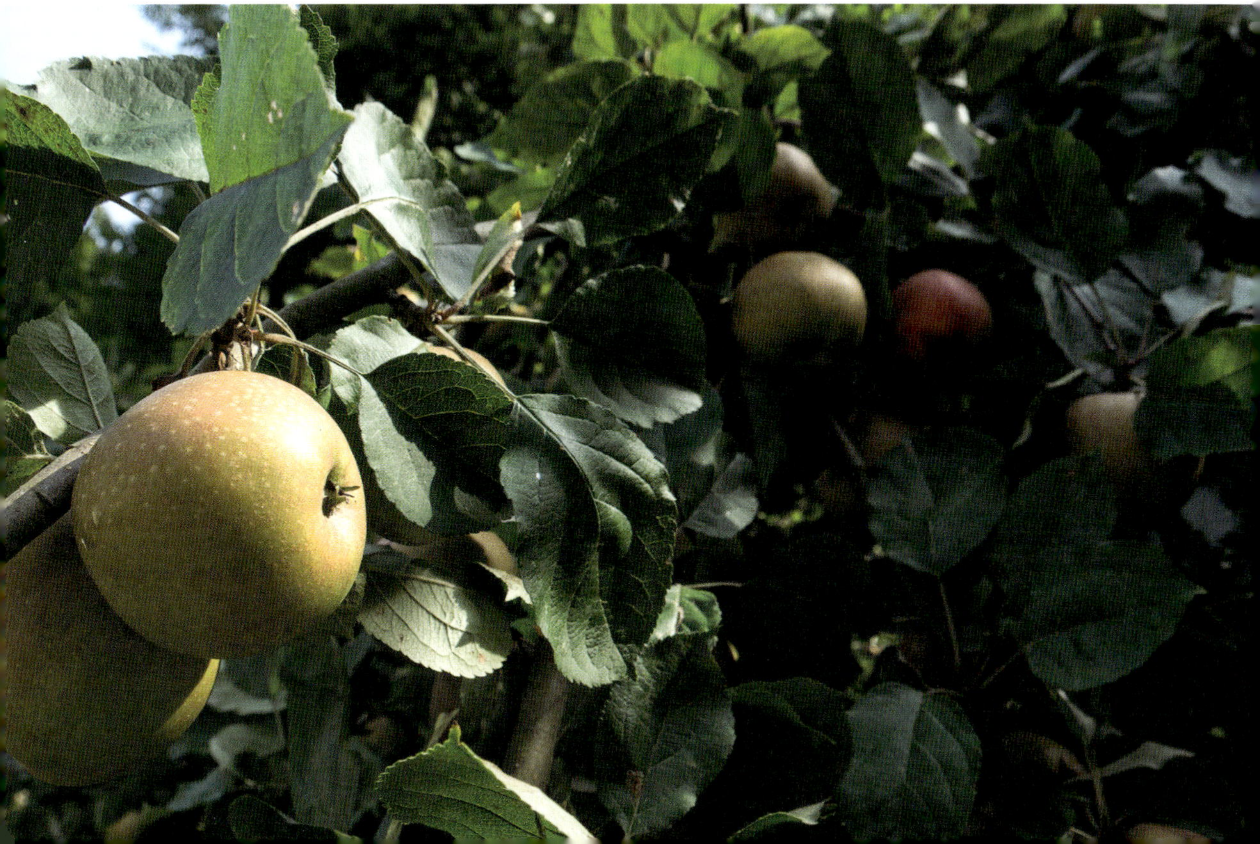

Loslassen

Loslassen ist der Kern der Meditation. Gedanken, Gefühle, Ideen, Meinungen, Überzeugungen, Gefühle, Empfindungen wollen alle beobachtet, erkundet und dann losgelassen werden.

Aber wie lässt man los? Stellen Sie sich vor, Sie halten einen Tennisball in der Hand und fragen sich, was Sie tun müssen, um loszulassen. Um loszulassen, müssen Sie nichts tun. Sie müssen vielmehr aufhören, etwas zu tun. Sie lassen los, indem Sie etwas nicht weiter festhalten. Zuerst müssen Sie erkennen, dass Sie das jeweilige Objekt festhalten. Wenn Sie mit einem Tennisball in der Hand herumlaufen, können Sie ihn nicht loslassen, wenn Sie gar nicht wissen, dass Sie ihn in der Hand halten. Sobald Sie wissen, dass der Ball da ist, und Sie den Druck in der Hand spüren, lassen Sie automatisch los.

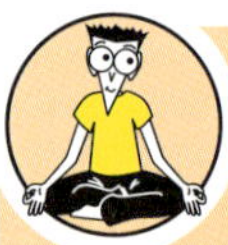

Gefühle loslassen

1. Nehmen Sie eine bequeme Haltung ein. Bei dieser Übung müssen Sie die Augen nicht schließen, wenn Sie nicht möchten.
2. Nehmen Sie die Haltung Ihres Körpers wahr. Spüren Sie irgendwo in Ihrem Körper eine physische Anspannung? Welche Körperteile fühlen sich warm, welche kalt an? Hat die Anspannung eine Form, Farbe oder Struktur? Machen Sie sich bewusst, welche. Was passiert mit der Anspannung, wenn Sie sich ihrer bewusst werden? Lässt sie nach oder bleibt sie?
3. Machen Sie sich alle Gefühle bewusst, die Sie in diesem Augenblick berühren. Was passiert, wenn Sie sie beobachten? Wie stark fühlt sich das Gefühl an? Versuchen Sie nicht aktiv loszulassen. Wenn Sie sich bemühen loszulassen, erzeugt das nur noch mehr Anspannung – machen Sie sich das Gefühl nur bewusst und lassen Sie es seinen Lauf nehmen. Lassen Sie das Gefühl von selbst gehen, wenn es will. Wenn das Gefühl bleibt, kommen Sie damit zurecht und können Sie es akzeptieren, wie es ist?
4. Finden Sie am Ende dieser Meditation heraus, ob Sie bereit sind, etwas von dem loszulassen, was Sie vorgefunden haben – etwas von dem, was Sie jetzt noch festhalten, im Vertrauen darauf, dass Sie in sich alles tragen, was Sie wissen müssen.

Track 3

Warmherzigkeit und Güte entwickeln

Güte ist eine der wichtigsten Haltungen, die Sie in Ihre Achtsamkeitsübungen einbringen können. Das Bewusstsein Ihres Atems, Ihres Körpers, der Sie umgebenden Geräusche oder worauf Sie sich auch immer gerade konzentrieren, kann eine Eigenschaft haben. Diese Eigenschaft kann kalt, barsch und schneidend oder aber warm, wohlwollend, freundlich, versöhnlich, fürsorglich, sanft oder, mit einem Wort, liebend sein. Wenn Sie Ihrer Erfahrung mit einem Gefühl der Freundlichkeit begegnen, verändert sich die Erfahrung, egal ob sie angenehm, unangenehm oder neutral ist.

Warmherzigkeit bedeutet, auf alles, was man wahrnimmt, mit einem Gefühl der Wärme, Güte und Freundlichkeit zu achten und damit Selbstkritik und Schuldzuweisungen zu vermeiden.

Es gibt einige Möglichkeiten, Wärme und Freundlichkeit zu erzeugen und mit Aufmerksamkeit zu verbinden. Sie müssen für jede der folgenden Übungen mindestens fünf Minuten aufwenden, damit sie Wirkung zeigen können. Versuchen Sie, eher eine Intention zu erzeugen als ein Gefühl.

- ✔ Sehen Sie etwas, das vor Ihnen ist, genauso an, wie Sie in die Augen eines Kindes sehen oder wie Sie eine Blume betrachten. Bringen Sie Ihrer visuellen Wahrnehmung für ein paar Minuten ein Gefühl der Warmherzigkeit entgegen. Achten Sie darauf, was passiert.
- ✔ Hören Sie sich Ihr entspannendes Lieblingsmusikstück an. Das kann klassische Musik sein, New-Age-Musik oder vielleicht Klänge aus der Natur.
- ✔ Nehmen Sie das Aroma des Sie umgebenden Raumes oder des Essens auf dem Teller vor Ihnen auf, so als würden Sie den wunderbarsten Geruch erschnuppern.
- ✔ Nehmen Sie sich bei Ihrer nächsten Mahlzeit ein wenig Zeit, Ihren Atem zu spüren. Denken Sie daran, wie glücklich Sie sich schätzen können, überhaupt etwas zu essen zu haben. Kauen Sie jeden Bissen ausreichend durch, bevor Sie sich die nächste Portion in den Mund schieben. Genießen Sie den Geschmack.
- ✔ Aktivieren Sie Ihren Tastsinn, während Sie von einem Ort zum anderen gehen. Bewegen Sie sich so langsam wie Sie können und spüren Sie die Empfindungen in Ihren Füßen. Stellen Sie sich vor, dass Ihre Füße bei jedem Schritt die Erde küssen. Führen Sie sich vor Augen, dass Sie auf wertvollem Boden wandeln, und lassen Sie sich voll und ganz auf Ihren Tastsinn ein.
- ✔ Hören Sie eventuellen negativen Gedanken und Gefühlen in Ihrem Inneren zu. Begegnen Sie Ihrem Ärger, Ihrer Eifersucht und Frustration mit Wärme und Wohlwollen. Hören Sie sich selbst einfühlsam zu, wie Sie es bei einem guten Freund machen würden – mit Fürsorge und Verständnis. Was passiert?

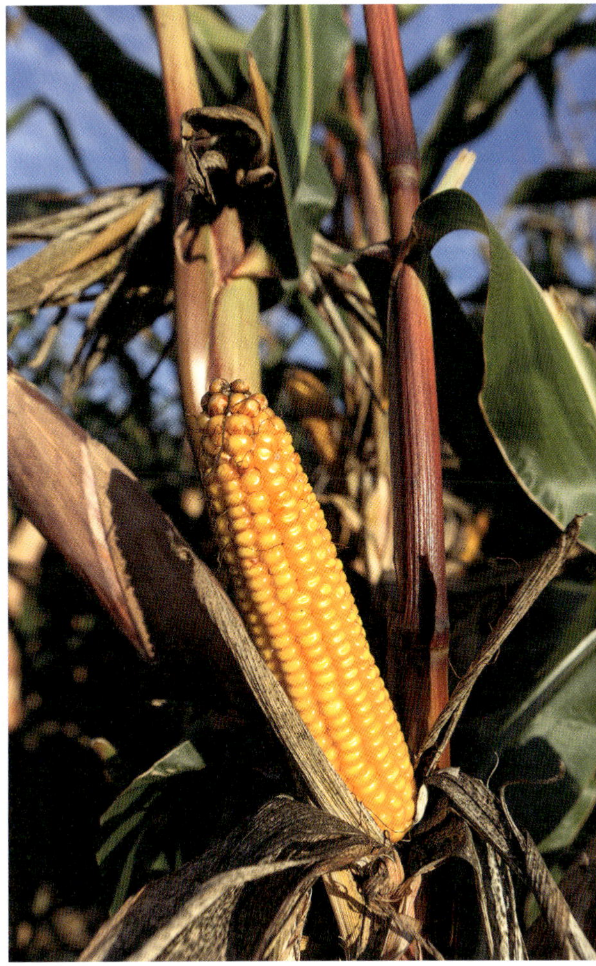

Eine dankbare Haltung entwickeln

Eine dankbare Haltung geht Hand in Hand mit Achtsamkeit. Dankbar sind Sie, wenn Sie sich eher bewusst sind, was Sie haben, als was Sie nicht haben. Dankbarkeit öffnet das Herz. Und wenn Sie mit einem offenen Herzen bewusst wahrnehmen, befinden Sie sich in einem tieferen achtsamen Zustand.

Dankbarkeit ist eine Fähigkeit, die man entwickeln kann. Durch wiederholte Bemühungen können Sie Ihre Dankbarkeit entwickeln, stärken und steigern.

Wenn Sie jemand verletzt hat oder Sie einen Fehler gemacht haben, schleppen Sie einen Konflikt mit sich herum. Sie ärgern sich über andere oder sich selbst. Um diesem schädlichen Geisteszustand zu entrinnen und zu größerem Wohlbefinden und weniger Feindseligkeit sich selbst gegenüber zurückzufinden, brauchen Sie die Kraft der Vergebung.

Dankbarkeit entwickeln

1. Denken Sie an etwas, für das Sie nicht dankbar sind. Das kann zum Beispiel Ihre Arbeit, eine Beziehung oder Ihre Wohnung sein.
2. Denken Sie jetzt an alles, was gut daran ist. Geben Sie sich zwei Minuten Zeit, um so viele positive Aspekte wie möglich zu finden. Wenn Sie beispielsweise mit Ihrer Arbeit unzufrieden sind: Verdienen Sie gut? Haben Sie ausreichend Urlaub? Gehört eine Altersversorgung oder ähnliche Sonderleistungen dazu? Gibt es nette Kollegen? Finden Sie so viele Aspekte wie möglich, für die Sie dankbar sind. Um die Übung weiter aufzuladen und nicht nur darüber nachzudenken, schreiben Sie alles auf. Machen Sie sich klar, dass Sie dazu möglicherweise innere Widerstände überwinden müssen, besonders wenn Sie für die jeweilige Situation überhaupt keine Dankbarkeit aufbringen können.
3. Versuchen Sie, diese Übung auch auf andere Lebensbereiche zu übertragen. Welche Auswirkungen hat das auf diese Bereiche? Die Übung macht ein wenig Mühe, aber Sie haben in jedem Fall etwas davon.
4. Verpflichten Sie sich dazu, diese Übung eine Woche oder einen Monat lang täglich zu machen. Sie werden feststellen, dass Sie ganz natürlich für alle möglichen anderen Dinge dankbar sein werden, auch für die Meditation.

Der Vergebung eine Tür öffnen

1. Machen Sie sich klar, dass der Hass auf eine Person diese Person überhaupt nicht verletzt.
2. Zählen Sie alle positiven Dinge auf, die aus einer Situation erwachsen sind. Versuchen Sie, die Situation aus einer ganz anderen Perspektive zu betrachten. Bitten Sie einen vertrauten Freund um Hilfe, wenn Sie möchten.
3. Seien Sie mitfühlend mit sich selbst. Wenn Sie bereits lange über ein Problem gegrübelt haben, ist es vielleicht jetzt an der Zeit loszulassen. Sie verdienen all die Verletzungen nicht, die Sie mit sich herumschleppen.
4. Machen Sie sich klar, dass die Geschichte, die Sie sich erzählen, nicht mehr als das ist: eine Geschichte. Der ganze Schmerz und die Verletzung wiederholen sich in Ihrem Kopf mittels einer Geschichte. Versuchen Sie, diese Geschichte loszulassen oder sie aus der Perspektive einer anderen Person zu betrachten. Vielleicht verschieben sich die Gewichte und Sie können eher vergeben.
5. Wünschen Sie der Person das Beste. Wenn Sie jemand verletzt hat, stellen Sie dieser Verletzung eine liebevoll-wohlwollende Meditation entgegen. Wünschen Sie der Person das Beste, wie Sie sich selbst oder einem Freund das Beste wünschen. Nutzen Sie dazu die liebevoll-wohlwollenden Meditationen in diesem Buch.

Vergebungsmeditation

1. Setzen Sie sich bequem und entspannt hin. Schließen Sie Ihre Augen, wenn Sie möchten, und lassen Sie Ihren Atem einen natürlichen Rhythmus finden.
2. Spüren Sie nach, wie Ihr Atem in Ihr Herz fließt, oder stellen Sie es sich vor. Machen Sie sich die Blockaden bewusst, die Sie in Ihrem Herzen aufgebaut haben, weil Sie nicht vergeben konnten, weder sich selbst noch anderen Menschen. Achten Sie aufmerksam auf den Herzschmerz, der aus der fehlenden Vergebung in Ihrem Innersten entstanden ist.
3. Jetzt können Sie um Vergebung durch andere Menschen bitten. Sagen Sie zu sich: »Lass mich die vielen Arten erkennen, auf die ich bewusst oder unbewusst anderen Schmerz und Leid zugefügt habe, durch meine eigene Furcht, Wut oder meinen Schmerz.« Führen Sie sich jede einzelne Person vor Augen, die Ihnen einfällt – spüren Sie die Sorgen und Schmerzen, die sie wegen Ihrer Worte und Handlungen empfinden. Lassen Sie nun Ihre Trauer, Sorge und Schmerzen los, indem Sie um Vergebung bitten. Sagen Sie zu jeder Person, die Sie sich vorstellen oder die Sie fühlen: »Ich bitte dich um Vergebung, vergib mir.« Wiederholen Sie das langsam so oft, wie Sie es von Herzen sagen können.
4. Jetzt können Sie darangehen, sich selbst zu vergeben. Sie haben sich selbst oft vielfältig durch Gedanken, Worte und Taten verletzt. Das mag bewusst oder unbewusst geschehen sein, vielleicht ohne dass Sie es überhaupt wussten. Lassen Sie zu, achtsame Aufmerksamkeit auf jede Lieblosigkeit zu lenken, die Sie sich selbst gegenüber gezeigt haben. Fühlen Sie das Leid, das Sie sich selbst zugefügt haben, und lösen Sie sich davon, indem Sie sagen: »Für all das Leid, das ich mir durch Gedanken, Worte oder Taten bewusst oder unbewusst zugefügt habe, vergebe ich mir selbst. Ich vergebe mir soweit ich kann.«
5. Jetzt können Sie darangehen, anderen Menschen zu vergeben, die Sie verletzt haben. Sie sind von vielen Menschen durch ihre Worte oder Taten wissentlich oder unwissentlich verletzt worden. Sie haben Sie in Ihrem Sein unterschiedlich stark leiden lassen. Stellen Sie sich vor, wie sie das getan haben. Machen Sie sich den Schmerz bewusst, den andere Ihnen zugefügt haben, und entlassen Sie diese Trauer aus Ihrem Herzen mit den Worten: »Ich bin oft von anderen verletzt worden, auf vielerlei Arten, aufgrund des Schmerzes, der Sorgen, des Ärgers oder der Missverständnisse anderer. Ich habe dieses Leid lange genug in meinem Dasein mit mir herumgetragen. Soweit ich bereit dazu bin, biete ich meine Vergebung an. An die, die mich verletzt haben: Ich vergebe euch.« Wiederholen Sie diese Sätze, wenn Sie möchten.

Track 4

Wenn Sie diese Übung öfter wiederholen, werden Sie mit der Zeit in der Lage sein zu vergeben. Wenn sich nichts verändert, nehmen Sie wahr, wie Sie sich fühlen, und gehen Sie sanft und wohlwollend mit sich um. Vergebung sollte echt sein und braucht Zeit. Seien Sie also geduldig und üben Sie die Meditation regelmäßig. Regelmäßiges Engagement versetzt Sie in die Lage, sich mit sanfter Vergebung von der Sorge zu befreien, die Sie mit sich herumschleppen.

Schädliche Haltungen in Angriff nehmen

Sie haben jetzt die nützlichen Haltungen kennengelernt, die es in Bezug auf die Achtsamkeitsübungen zu pflegen gilt. Auf der anderen Seite gibt es aber auch schädliche Haltungen, die Sie besser auf Abstand halten sollten. Wenn Sie beispielsweise perfektionistisch veranlagt sind und sich Sorgen machen, Sie könnten während einer Meditation einschlafen, müssen Sie nicht gleich in Panik verfallen, wenn Sie damit zu kämpfen beginnen, wach zu bleiben.

Sie müssen auch nicht gleich stundenlang im Lotussitz verbringen. Täglich eine Minute voll konzentrierter Aufmerksamkeit auf Ihren Atem reicht für den Anfang aus.

Machen Sie sich einfach Ihre perfektionistische Ader bewusst, so gut es geht, und lassen Sie diese schädliche Einstellung los.

Am schädlichsten für die Achtsamkeit ist, wenn Sie nicht üben. Wenn Sie erst einmal angefangen haben, regelmäßig zu üben, egal wie klein die Einheiten sind, werden Sie zu entdecken beginnen, welche Haltungen für Ihre Meditationen förderlich und welche schädlich sind.

Finger weg von schnellen Lösungen

Wenn Sie eine schnelle Lösung für all Ihre Probleme suchen, sind Sie hier an der falschen Adresse. Achtsamkeit ist einfach, aber nicht leicht. Achtsamkeit ist ein wirkungsvoller Prozess, der Zeit und eine gewisse Art der Anstrengung, Energie und Disziplin erfordert. Schnelle Lösungen finden Sie in der Fernsehwerbung, auf

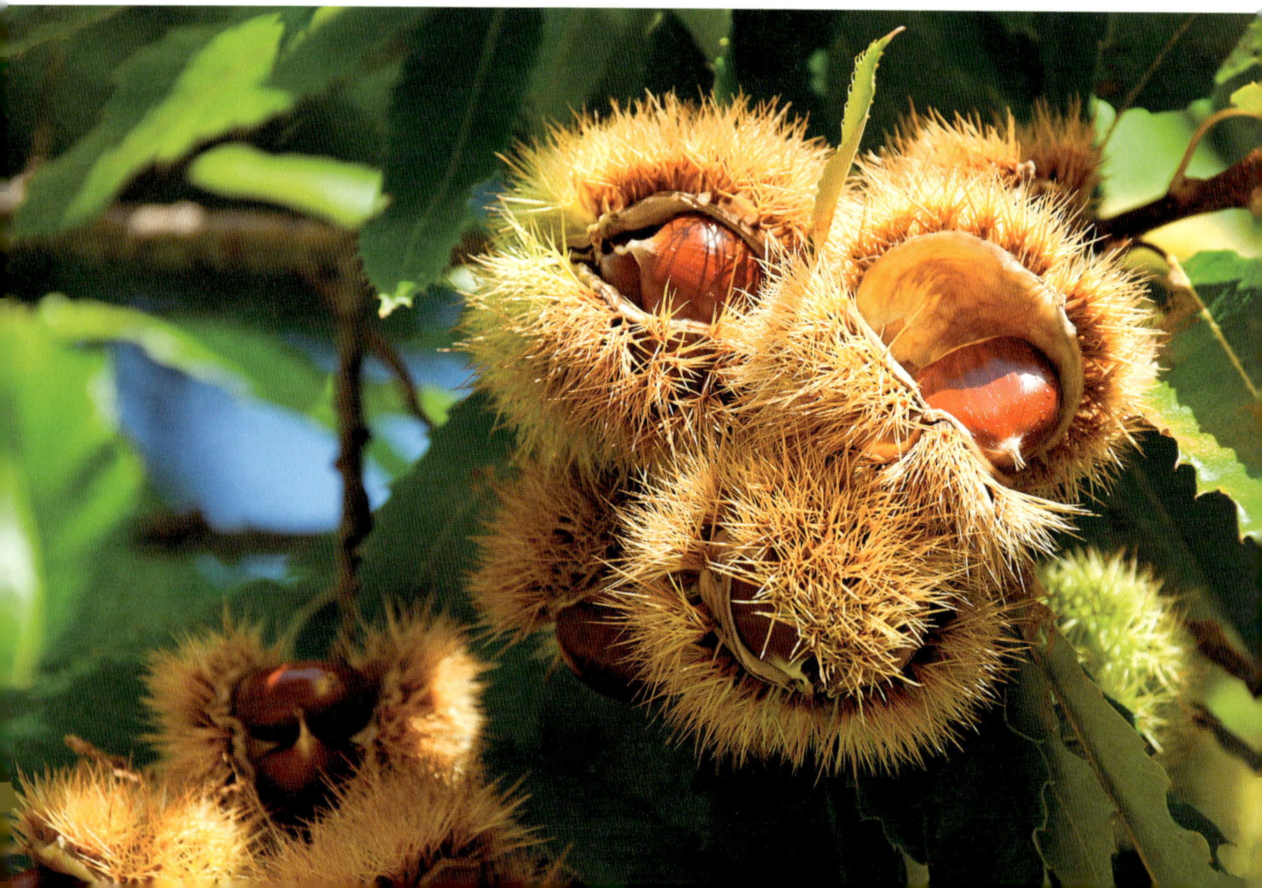

Werbeflächen und im Internet. Leider wird das schnelle Glück nach meiner begrenzten Erfahrung seinem Namen in jeglicher Hinsicht gerecht – es ist schnell da und genauso schnell wieder weg. Ich weiß, dass die Versuchung groß ist, und die Marketingunternehmen geben Milliarden aus, um herauszufinden, wie Sie sie dazu bewegen können, Ihr hart verdientes Geld wieder aus der Hand zu geben.

Perfektionismus überwinden

»Ich werde meditieren, sobald ich mein Leben in Ordnung gebracht habe.« »Ich mache den Kurs, wenn alles seine Ordnung hat.« Ausreden wie diese hört man oft. Konstruktiv sind sie nicht. Manchmal muss man größere Ereignisse im Leben erst hinter sich gebracht und überwunden haben, bevor man sich auf eine neue Herausforderung wie die Achtsamkeit einlässt. Sie können aber nicht darauf warten, dass Ihr Leben perfekt läuft. Sie haben keine Zeit zu vergeuden. Wenn Sie eine Möglichkeit gefunden haben, systematisch und gründlich einen sinnvollen Weg zu mehr Gesundheit und Wohlbefinden in Ihrem Leben zu beschreiten, warum sollten Sie dann mit dem ersten Schritt warten? Sicher können Sie mit dem falschen Fuß anfangen und Fehler machen, aber Unvollkommenheit, Fehler und Fehltritte sind Teil jedes Prozesses, bei dem man etwas über sich selbst lernt. Kein Kind hat je laufen gelernt, ohne hinzufallen. Kein Fahrer lernt Fahren, ohne das Auto je abzuwürgen. Machen Sie heute den ersten Schritt.

Aus Fehlern lernen

Es gibt keine schlechte Meditation. Es gibt kein Versagen beim Meditieren. Ich zitiere hier einige Erfahrungen anderer Menschen, die dachten, aufgrund dieser Erfahrungen beim Meditieren versagt zu haben, und begründe anschließend, warum dies kein Versagen ist:

- »Ich konnte mich nicht konzentrieren. Mein Geist jagte hin und her.« Sie können sich nicht dauernd konzentrieren. Früher oder später tauchen Gedanken, Träume, Ideen oder Probleme auf. Unser Gehirn ist so konstruiert, dass es abschweift. Mangelnde Konzentration ist ein fester Bestandteil der Meditation.
- »Ich konnte nicht still sitzen.« Ihr Körper ist für die Bewegung gemacht. Sie können ihn aber so trainieren, dass er länger still halten kann. Wenn Sie mit dem Sitzen nicht so gut zurechtkommen, denken Sie daran, dass Sie Achtsamkeit auch mit Bewegung verbinden können. Versuchen Sie die Geh-Meditation (siehe Kapitel 3), Übungen, die Achtsamkeit integrieren, wie Yoga oder Tai-Chi, oder üben Sie Achtsamkeit bei jeder anderen Aktion, indem Sie achtsam und meditativ handeln.
- »Ich war gelangweilt/müde/frustriert/ärgerlich/unmutig/eifersüchtig/aufgeregt/leer.« Sie werden ganz verschiedene Gefühle während Ihrer Meditationen erleben, genau wie im Alltag. Der Unterschied liegt darin, dass Sie nicht automatisch darauf reagieren, sondern die große Chance haben, sie aufsteigen und zurückfallen zu sehen. Langfristig werden sich diese Gefühle wahrscheinlich ein wenig abschwächen, aber in der Zwischenzeit müssen Sie sich ihrer einfach bewusst werden – wenn Sie können, genießen Sie die Show!
- »Ich hatte negative Erfahrungen, die ich nicht mochte.« Menschen haben während ihrer Meditationen sowohl angenehme als auch unangenehme Erfahrungen. Das kann von tiefer Trauer bis zu einem Gefühl zu verschwinden reichen, oder Ihre Arme fühlen sich an, als würden sie nach oben schweben. Ihr

Geist löst Knoten in Ihrer Psyche und entlässt sie in Ihr Bewusstsein. Dadurch befreit er sie von Ihren eigenen Konditionierungen. Das ist ein wesentlicher Bestandteil des Prozesses – lassen Sie den Prozess laufen und sich entfalten, wenn Sie das Gefühl haben, dies zu können.

Mensch sein versus als Mensch handeln

Menschen tun gerne etwas. Sie gehen arbeiten, haben Hobbys, treffen sich mit anderen Menschen und mutieren zu geschickten Multitaskern, die ständig versuchen, alles Mögliche in einen Tag zu quetschen. Wie aber ist es um das Sein im Menschsein bestellt?

Jeden Tag schaltet Ihr Geist in allem, was Sie tun, zwischen dem *Handlungsmodus* und dem *Seinsmodus* hin und her. Das bedeutet nicht, dass Sie etwa eine E-Mail schreiben und dann ins Leere starren. Es bedeutet vielmehr, in dem Augenblick zu *sein*, während Sie eine *Handlung* ausführen. Dabei ist der eine Modus nicht besser als der andere. Beide sind nur in unterschiedlicher Weise nützlich für uns. Probleme tauchen nur dann auf, wenn man in einer bestimmten Situation den falschen Modus wählt.

Eine Tour durch den Handlungsmodus

Sie kennen das Gefühl: Sie müssen die Kinder fertig machen, sie zur Schule fahren, die Gasrechnung bezahlen, die Briefe zur Post bringen, das Auto zur Inspektion bringen und nicht vergessen, Ihre Schwester anzurufen und zu fragen, ob es ihr besser geht. Sie sind schon erschöpft, wenn Sie nur daran denken! Aber Sie wissen, dass Sie das alles erledigen müssen. Ihr Geist ist im Handlungsmodus.

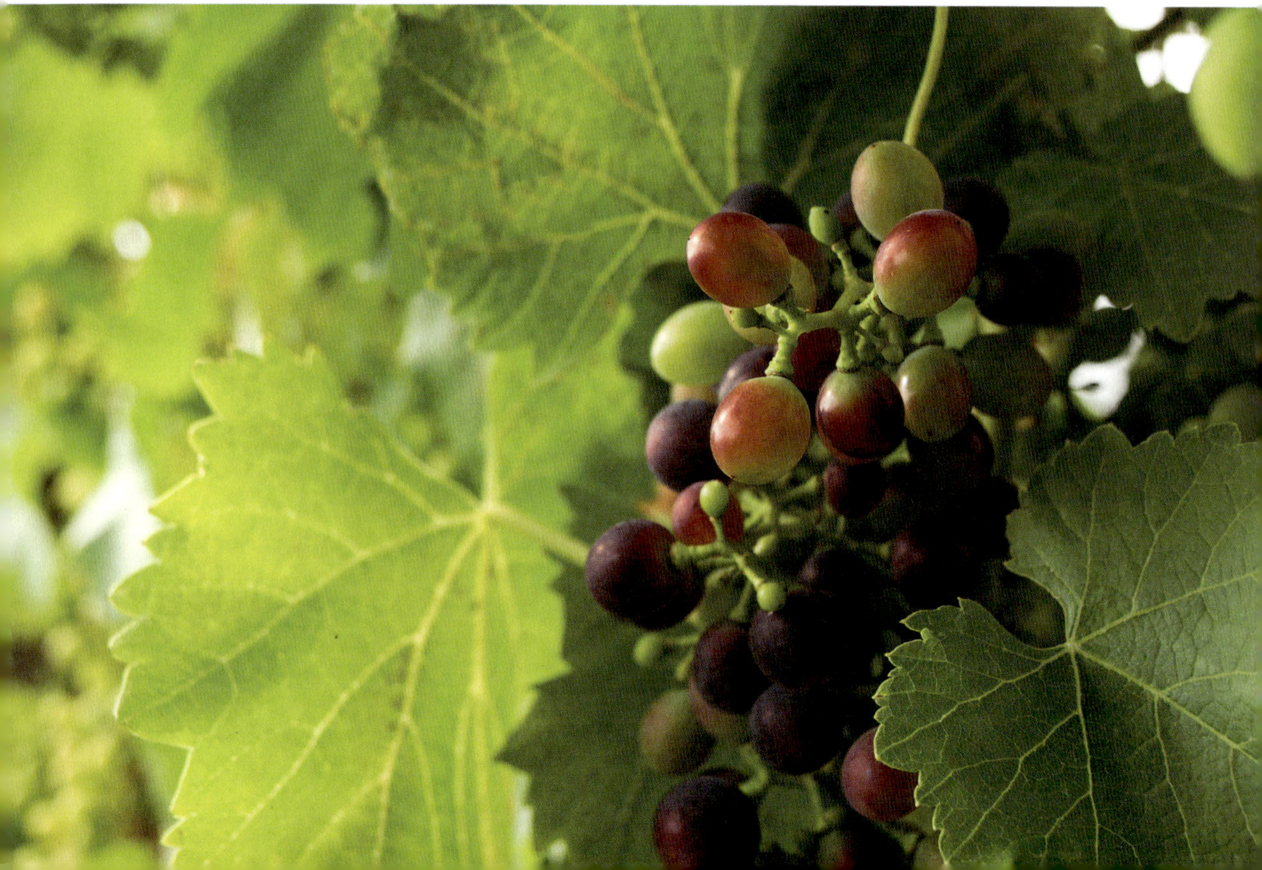

Der Handlungsmodus ist beim Menschen hoch entwickelt. Er kann denken und ein Konzept entwickeln, wie alles geschehen soll, und dieses Konzept dann methodisch abarbeiten. Der Handlungsmodus ist sicher keine schlechte Sache. Manchmal jedoch geht er zu weit, und man macht immer mehr und mehr, ohne sich auch nur eine Pause zu gönnen. Da ist man schnell am Rande der Erschöpfung.

Die Charakteristika des Handlungsmodus sind:

- ✔ **Sie sind sich bewusst, wie die Dinge sind und wie sie sein sollten.** Wenn Sie beispielsweise Ihren Urlaub buchen müssen, sind Sie sich der Tatsache bewusst, dass sie ihn noch nicht gebucht haben und das bald machen müssen.
- ✔ **Sie setzen sich ein Ziel, um Dinge zu verbessern.** Wenn Sie im Handlungsmodus sind, entwickeln Sie Zielvorgaben, wie die Dinge sein sollten. Solche Problemlösungen laufen praktisch dauernd ab, ohne dass Sie sich dessen bewusst sind.
- ✔ **Sie versuchen immer intensiver, Ihr Ziel zu erreichen.** Im Handlungsmodus fühlen Sie sich angetrieben. Sie wissen, was Sie wollen und versuchen konsequent, es zu bekommen. Beim Handlungsmodus geht es darum, das Ziel zu erreichen, und weniger darum, andere Aspekte zu berücksichtigen.
- ✔ **Die meisten Ihrer Handlungen geschehen automatisch.** Sie sind nicht mit dem Bewusstsein dabei, wenn Sie im Handlungsmodus sind. Sie erledigen Ihre Aufgaben im *Autopilotmodus*: Gedanken schießen Ihnen durch den Kopf, Gefühle entstehen, und Sie handeln im Großen und Ganzen unbewusst danach.
- ✔ **Sie leben nicht im gegenwärtigen Augenblick.** Wenn Sie sich im Handlungsmodus befinden, sind Sie nicht mit Ihren Sinnen verbunden, im Jetzt. Sie denken daran, wie die Dinge in der Zukunft sein sollen, oder vergegenwärtigen sich vergangene Ereignisse. Sie verlieren sich in Ihrem Kopf, anstatt sich auf den Augenblick zu konzentrieren.

Der Handlungsmodus beschränkt sich nicht nur auf die Zeit, in der Sie Dinge erledigen. Selbst wenn Sie auf dem Sofa sitzen, kann Ihr Geist rotieren. Sie sind im Handlungsmodus. Versuche, vor negativen Gefühlen wegzulaufen oder sich angenehme Gefühle zu verschaffen, sind ebenfalls eine Spezialität des Handlungsmodus. Doch sowohl das Weglaufen als auch das Wohlbefinden sind nur von kurzer Dauer.

Den Seinsmodus des Geistes miteinbeziehen

Die Gesellschaft schätzt Menschen, die ihre Ziele erreichen. In den Zeitungen wird über Menschen berichtet, die rekordverdächtige Summen verdienen oder die höchsten Berge der Welt erklommen haben. Wie oft kommt jemand in die Schlagzeilen, weil er im Augenblick gelebt hat?

Die Menschen sind am besten mit dem Handlungsmodus vertraut. So vertraut, dass sie sich damit wohlfühlen. Es ist nicht leicht, damit aufzuhören, so viel zu tun, weder körperlich noch psychisch. Wer handelt, fühlt sich attraktiv und aufregend. Vielen Menschen dämmert aber so langsam, dass es problematisch ist, zu viel zu tun. Es hat sich sogar eine eigene Philosophierichtung entwickelt, die in vielen Werken darlegt, wie man sein Lebenstempo verlangsamen kann.

Oberflächlich betrachtet erscheint die Sphäre des Seins leblos und langweilig. Tatsächlich ist aber nichts weiter von der Wahrheit entfernt. Der Seinsmodus ist ein nährender und erhebender Geisteszustand, der Ihnen jederzeit offensteht, auch mitten im geschäftigsten Treiben. Sie können mit

Aktien handeln und sich dennoch Ihres körperlichen, emotionalen und psychischen Zustands bewusst sein – Sie sind im Seinsmodus. Der Seinsmodus ist nicht leicht zu kultivieren, aber der Lohn, den der Zugang zu dieser inneren Quelle verspricht, lässt alle Schwierigkeiten vergessen, auf die man stößt, wenn man sich ihm zu nähern versucht.

Zu den Eigenschaften des Seinsmodus gehören die folgenden:

- **Sie lassen sich auf den gegenwärtigen Augenblick ein.** Wenn Sie im Seinsmodus sind, achten Sie aufmerksam auf alles, was Sie sehen, hören, riechen, schmecken und berühren.
- **Sie nehmen die Dinge an, wie Sie sind, und können sie so sein lassen.** Sie sind weniger zielorientiert und akzeptieren, wie die Dinge sind, bevor Sie darangehen, etwas zu verändern. Der Seinsmodus hat nichts mit Resignation zu tun, sondern bedeutet aktive Akzeptanz der Dinge, wie sie im Moment sind. Wenn Sie sich verirrt haben, aber im Besitz einer Karte sind, kommen Sie nur dann wieder auf den richtigen Weg, wenn Sie wissen, wo Sie sind. Im Seinsmodus geht es darum anzuerkennen, wo Sie sind.
- **Sie sind offen für angenehme, unangenehme und neutrale Gefühle.** Sie sind bereit, sich für schmerzhafte und unangenehme Empfindungen und Gefühle zu öffnen, ohne zu versuchen, vor ihnen wegzulaufen. Sie verstehen, dass die Vermeidung eines Gefühls Sie nur enger in dieses Gefühl verstrickt.

Der Seinsmodus ist das, was Achtsamkeit kultivieren will. Es geht in diesem Modus darum, die Dinge so sein zu lassen, wie sie sind. Es mag paradox erscheinen, aber sobald Sie aufhören, Dinge verändern zu wollen, ändern sie sich von selbst. Wie Carl Jung sagte: »Wir können nichts ändern, bis wir es annehmen.«

Wenn Sie versuchen, eine Situation oder ein Gefühl anzunehmen, um davon loszukommen, funktioniert das nicht nur nicht, sondern lässt auch einen wichtigen Aspekt außer Acht. Nehmen wir an, Sie fühlen sich traurig. Wenn Sie dieses Gefühl nun mit dem heimlichen Wunsch anerkennen, dass es dann vielleicht verschwindet, haben Sie es nicht voll und ganz akzeptiert. Nehmen Sie die Traurigkeit stattdessen mit ganzem Herzen an, wenn Sie können – Gefühle entstehen, um uns etwas zu sagen. Hören Sie Ihren Gefühlen zu und finden Sie heraus, was sie Ihnen zu sagen haben.

Sein und Handeln zusammenbringen

Stellen Sie sich Ihren Geist wie ein Meer vor. Die Wellen steigen und fallen, aber darunter geht es weit in die Tiefe. Im Handlungsmodus werden Sie an der Oberfläche von den Wellen hin und her geworfen. Die Wellen sind nichts Schlechtes – sie gehören zum Meer. Das Sein entspricht Ihrem Gefühl dafür, wer Sie sind. Das Sein wird als Zustand der Akzeptanz charakterisiert, als eine Bereitschaft, mit allem zu sein, was ist. Das Sein ist ruhig, still und erdverbunden.

Erfahrung gehört weder zum Handlungsmodus noch zum Seinsmodus. Sie selbst bestimmen den Modus, indem Sie auf Ihre Erfahrungen reagieren. Handeln bedeutet, sich aktiv in die Erfahrung einzuklinken, um sie in irgendeiner Weise zu ändern. Sein bedeutet, sie so zu sehen, wie sie ist. Sich nicht um eine Lösung zu bemühen, kann dazu führen, dass man selbst unter problematischen Umständen ein Gefühl der Gelassenheit erzeugt.

Der Wechsel vom Handeln zum Sein verlangt kein jahrelanges Achtsamkeitstraining. Er kann sich von einem Augenblick zum nächsten vollziehen. Stellen Sie sich vor, Sie gehen zur Arbeit und zerbrechen sich gerade den Kopf darüber, was Sie alles erledigen müssen, und überlegen, wie Sie das nächste Projekt angehen, während Ihr Vorgesetzter noch im Urlaub ist. Plötzlich fallen Ihnen die feuerroten Blätter eines Baumes auf. Sie sind gebannt von der Schönheit dieser Blätter. Diese plötzliche Verbindung mit Ihrem Sehsinn ist ein Beispiel für den Seinsmodus. Ihr Geistesmodus ändert sich, weil Sie Ihre Aufmerksamkeit auf den gegenwärtigen Augenblick gelenkt haben. Sie sind nicht mehr im Autopilotmodus mit Ihrer Planung, Beurteilung, Kritik und Befürwortung. Sie sind im gegenwärtigen Augenblick. Selbst so etwas scheinbar Banales wie das Gefühl für den Kontakt Ihrer Füße mit dem Boden beim Gehen ist ein Schritt hin zum Seinsmodus. Es mag Ihnen zunächst schwierig vorkommen, den Modus zu wechseln, besonders wenn Sie in Gedanken vertieft sind, aber es wird mit zunehmender Übung einfacher. Der Schlüssel zu einer achtsamen Lebensweise ist die Integration des Handlungs- und des Seinsmodus in Ihr Leben. Machen Sie sich bewusst, in welchem Modus Sie sich befinden, und entscheiden Sie, welcher Modus für die jeweilige Situation am nützlichsten ist. Sie müssen wissen, wo Sie sich auf der Karte befinden, bevor Sie Ihren Weg fortsetzen können. Der Handlungsmodus ist wichtig. Sie müssen planen, was Sie den Tag über tun, was Sie einkaufen, wie Sie auf Ihre Kollegen reagieren und wie Sie am besten damit umgehen, wenn Ihre Kinder mit Ihnen zu diskutieren beginnen. Solche Aktivitäten machen Sie zum Menschen. Als Mensch müssen Sie aber auch Ihren Seinsmodus in Ihr Handeln integrieren, damit Sie sich Ihres Lebens voll und ganz bewusst werden.

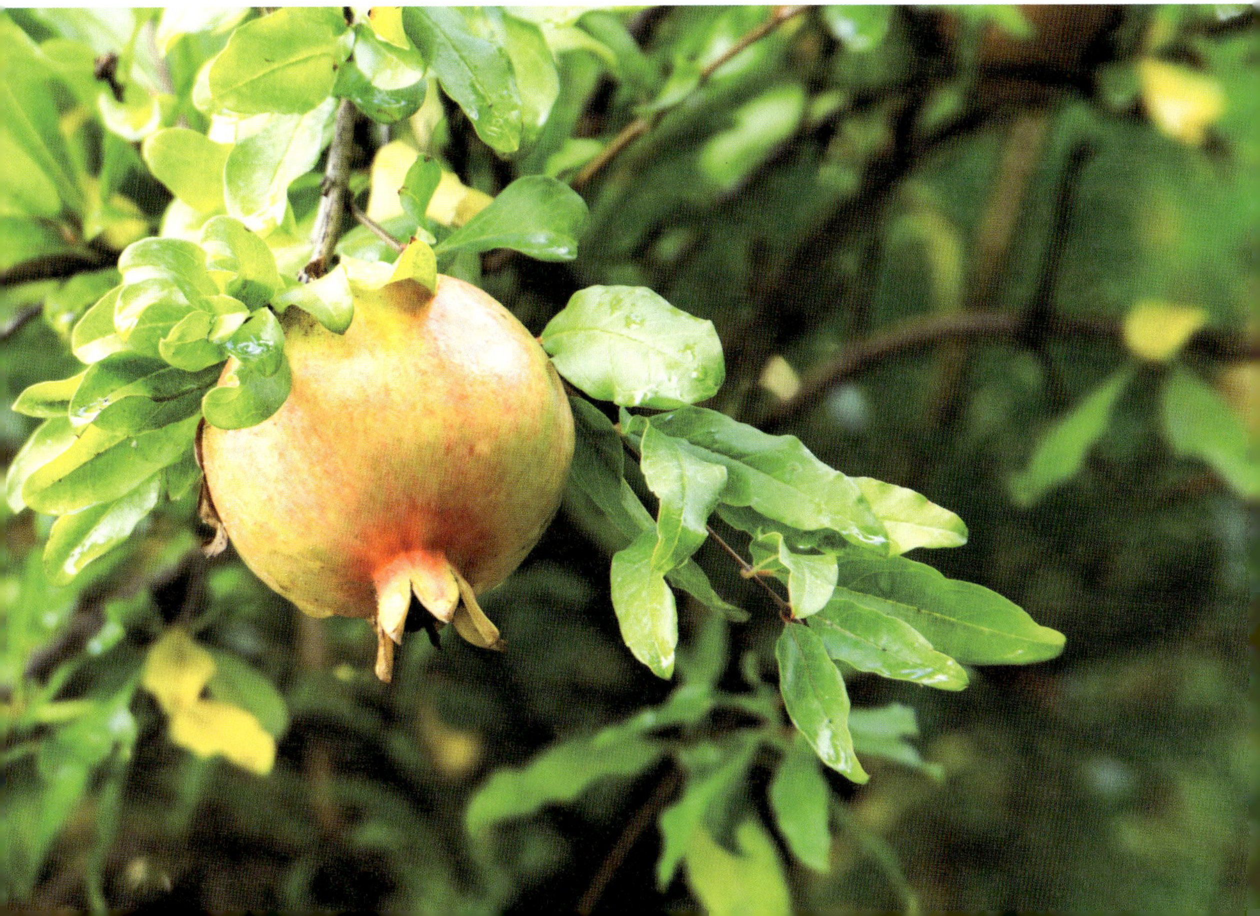

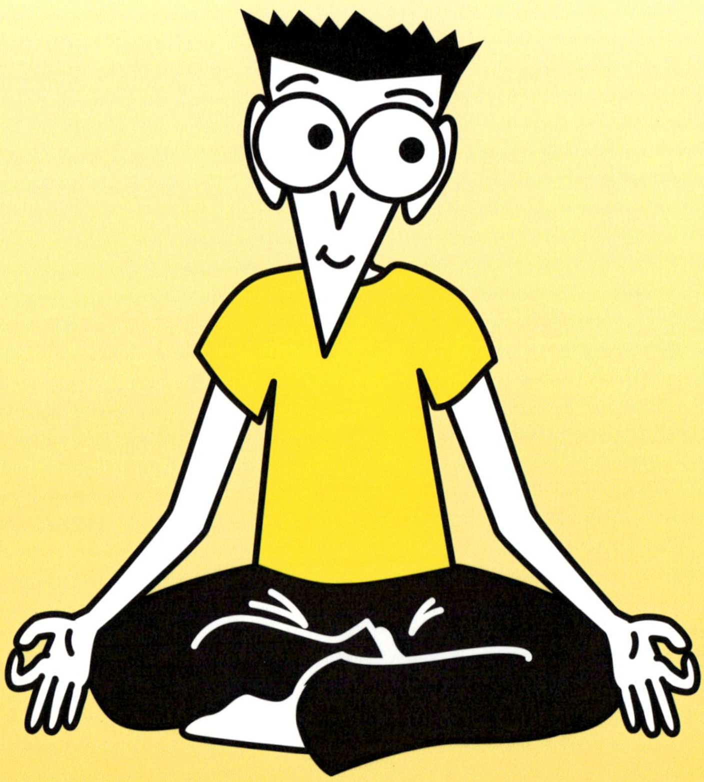

3

Einstieg in die formale Achtsamkeit

In diesem Kapitel

- ✔ Achtsamkeitsübungen: Essen, Gehen und Body-Scan
- ✔ Die richtige Sitzhaltung finden
- ✔ Achtsam atmen
- ✔ Liebende Güte und Mitgefühl kultivieren
- ✔ Hindernisse verstehen und umgehen

Formale Übungen nenne ich die Achtsamkeitsmeditationen, für die Sie sich tagsüber gezielt Zeit nehmen. Sie selbst entscheiden, wann und wie lange Sie meditieren wollen. Die formalen Achtsamkeitsübungen bilden den Kern der achtsamen Lebensweise. Ohne solche Übungen würden Sie mehr darum kämpfen müssen, Achtsamkeit in Ihren Alltag zu integrieren. In diesem Kapitel mache ich Sie mit einigen formalen Meditationsübungen vertraut, vom Sitzen bis zum Gehen.

Eine Ess-Meditation genießen

Diese Ess-Meditation bietet einen guten Einstieg in die Achtsamkeitsübungen, weil sie deutlich macht, wie einfach Meditieren eigentlich ist. Vergessen Sie die verbreitete Vorstellung, dass Sie stundenlang im Schneidersitz zubringen müssen. Es geht nur darum, dass Sie sich den gegenwärtigen Augenblick bewusst machen. Meditation verlangt ein offenes und neugieriges Bewusstsein. Alles, was Sie mit achtsamem Bewusstsein tun, ob Sie nun essen, fahren, gehen oder sprechen, ist Meditation.

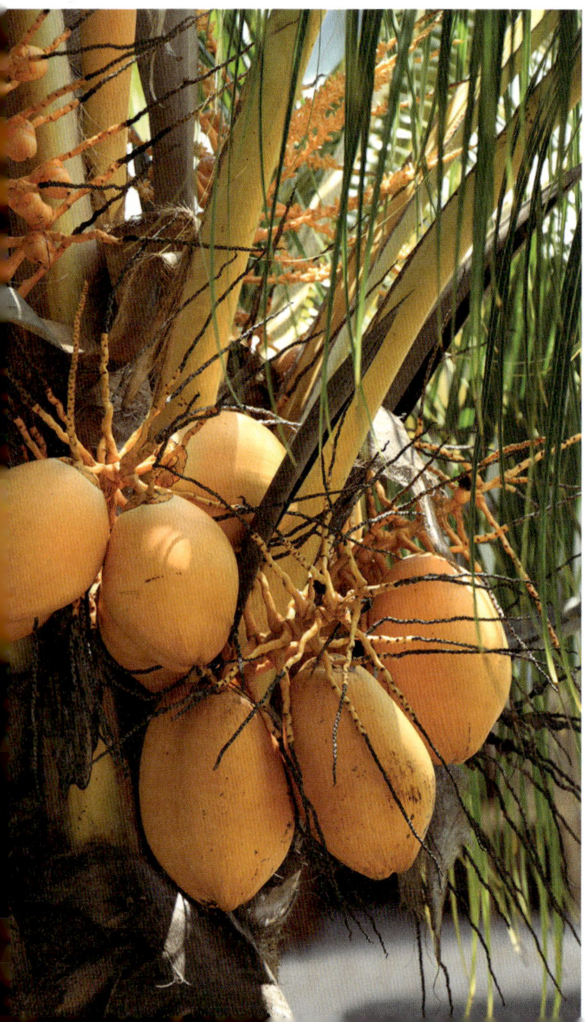

Es gibt bei der Ess-Meditation nicht »die« richtige Erfahrung. Jeder Mensch hat seine eigene Erfahrung. Wahrscheinlich ist Ihnen aufgefallen, dass Ihre Erfahrung anders war, als Sie es sonst beim Essen gewohnt sind. Vor allen Dingen sollten Sie über Meditationen eines wissen: Wie auch immer Ihre Erfahrung aussieht, es ist Ihre Erfahrung und sie ist richtig und gültig.

Durch die Verbindung zu Ihren Sinnen wechseln Sie vom Autopilotmodus in einen achtsamen Modus. Anders ausgedrückt: Anstatt die Rosine zu essen, während Sie etwas anderes tun, und den Geschmack der Rosine gar nicht zu bemerken, lenken Sie Ihre Aufmerksamkeit auf den gesamten Prozess des Essens.

Vielleicht sind Ihnen an der Rosine Dinge aufgefallen, die Sie bisher nie bemerkt hatten. Achtsamkeit rückt Dinge ins Blickfeld, die Ihnen vorher nie aufgefallen waren, und verändert die Erfahrung insgesamt, indem sie sie vertieft.

Sie haben vielleicht bemerkt, dass Ihnen während der Übung Gedanken durch den Kopf gegangen sind, und vielleicht hatten Sie das Gefühl, die Achtsamkeitsmeditation wegen dieser Gedanken nicht richtig durchführen zu können. Keine Sorge – Sie denken *ständig*, und das wird auch nicht so schnell aufhören. Sie können sich aber bewusst machen, dass es passiert und welche Auswirkungen es hat.

Ess-Meditation

1. Nehmen Sie eine Rosine in die Hand.

   Stellen Sie sich vor, Sie seien von einem fremden Stern auf die Erde gekommen und hätten noch nie eine Rosine gesehen oder gegessen. Erkunden Sie einige Minuten lang die Farbe und die äußere Beschaffenheit der Rosine. Achten Sie auf die Falten und Runzeln der Schale, wie sie das Licht reflektieren, wenn Sie die Rosine drehen, und wie viele verschiedene Details Sie erkennen können. Beobachten Sie, wie sanft Ihre Finger die Rosine halten und drehen können.

2. Halten Sie die Rosine vor Ihre Nase.

   Spüren Sie die Empfindungen in Ihrem Arm, während Sie die Rosine vor Ihre Nase halten. Achten Sie beim Atmen darauf, ob die Rosine ein Aroma hat und wie es riecht. Achten Sie darauf, wie Sie sich fühlen, wenn die Rosine kein Aroma hat. Tun Sie das ein paar Minuten lang.

3. Halten Sie die Rosine an Ihr Ohr.

   Drehen Sie sie sanft zwischen Daumen und Zeigefinger und achten Sie darauf, ob Sie etwas hören können. Vielleicht ein leises Knistergeräusch oder gar nichts. Wenn Sie damit fertig sind, lassen Sie Ihren Arm wieder sinken.

4. Drehen Sie die Rosine zwischen Daumen und Zeigefinger.

   Nehmen Sie die Beschaffenheit der Rosine wahr. Schließen Sie Ihre Augen, um Ihre Tastempfindungen intensiver wahrnehmen zu können. Fühlen Sie die Form und das Gewicht der Rosine. Drücken Sie sie vorsichtig zusammen und versuchen Sie, etwas von ihrem Inhalt zu erspüren.

5. Führen Sie die Rosine zum Mund.

   Läuft Ihnen das Wasser im Mund zusammen? Wenn ja, hat Ihr Körper bereits die erste Stufe der Verdauung eingeleitet. Führen Sie die Rosine sanft an die Oberlippe und die Unterlippe und spüren Sie, welche Empfindungen dabei entstehen. Legen Sie die Rosine auf Ihre Zunge. Fühlen Sie sich jetzt erleichtert oder etwa frustriert? Spüren Sie das Gewicht der Rosine auf Ihrer Zunge. Schieben Sie die Rosine im Mund herum und nehmen Sie wahr, wie geschickt Ihre Zunge das macht. Nehmen Sie die Rosine zwischen Ihre Zähne und bewegen Sie Ihre Zähne langsam aufeinander zu. Spüren Sie die ganze Bandbreite der sich entfaltenden Erfahrungen, die Geschmacksveränderung und die sich verdünnende Konsistenz der langsam aufbrechenden und sich auflösenden Rosine. Nehmen Sie wahr, wie Sie kauen und automatisch zu schlucken beginnen. Bleiben Sie in dieser Erfahrung, bis Sie die Rosine ganz verspeist haben.

6. Nehmen Sie den Nachgeschmack in Ihrem Mund wahr, nachdem Sie die Rosine aufgegessen haben.

   - Wie fühlen Sie sich, nachdem Sie diese Übung gemacht haben?
   - Wie wird sich das auf Ihre Erfahrung beim Essen von Rosinen auswirken?
   - Was haben Sie bemerkt und herausgefunden?

Track 5

Erste Versuche mit der Body-Scan-Meditation

Der Body-Scan ist gut geeignet, Ihre Reise in die kontemplativen Übungen anzutreten. Normalerweise macht man den Body-Scan im Liegen, das fördert das Gefühl des Loslassens. Planen Sie für den Body-Scan mindestens eine halbe Stunde ein. Suchen Sie sich einen Zeitpunkt und einen Ort aus, an dem Sie nicht gestört werden und an dem Sie sich wohl und sicher fühlen. Schalten Sie Ihr Telefon ab.

Diese Zeit ist nur für Sie vorgesehen, um mit sich allein zu sein. Es ist eine Zeit der Erneuerung, der Ruhe und der Heilung, eine Zeit, in der Sie Ihre Gesundheit und Ihr Wohlbefinden fördern können. Denken Sie daran, dass es bei der Achtsamkeit darum geht, die Dinge anzunehmen, wie sie sind, wie sie sich von einem Augenblick zum nächsten entwickeln. Lassen Sie Ihr Bestreben los, alles Mögliche zu ändern, und lassen Sie die Dinge genau so sein, wie sie sind. Geben Sie sich den Raum, so zu sein, wie Sie sind. Sie müssen auch nicht versuchen, sich zu entspannen. Entspannung kann eintreten oder auch nicht. Sie ist jedenfalls nicht das Ziel des Body-Scans. Wenn überhaupt ist das Ziel, sich Ihrer Erfahrungen bewusst zu werden, wie immer sie auch aussehen mögen. Machen Sie, was Sie als gut empfinden.

Sollten während des Body-Scans Gefühle in Ihnen auftauchen, mit denen Sie nicht zurechtkommen, brechen Sie die Übung ab und lassen Sie sich von einem Achtsamkeitslehrer oder Therapeuten beraten. Wenn Sie sich Ihren Gefühlen nähern und ihnen »zuhören« können, werden sie eventuell feststellen, dass sie mit der Zeit verschwinden.

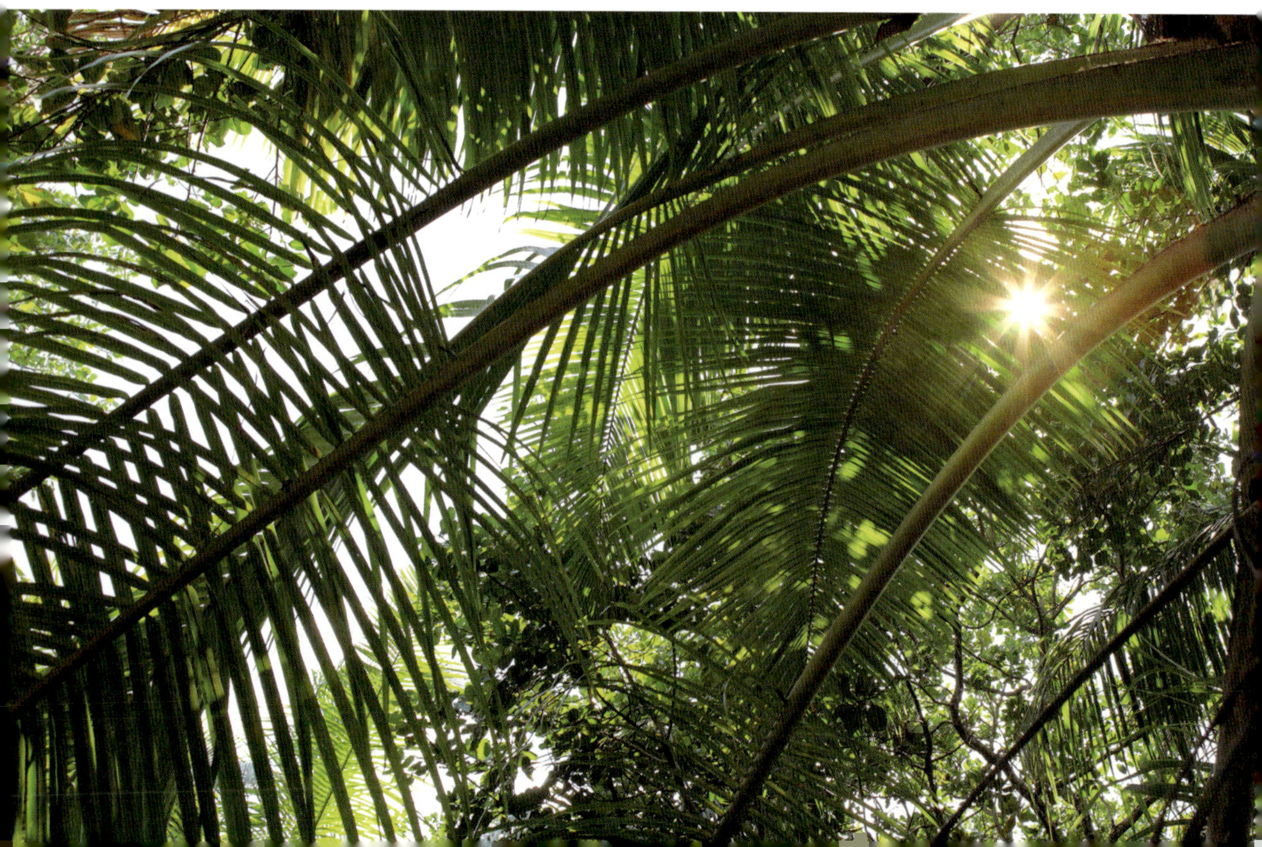

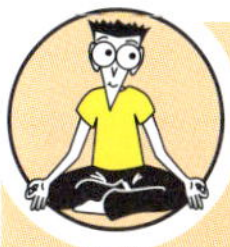

Die Body-Scan-Meditation

1. Lockern Sie enge Kleidung, besonders um die Taille und am Hals. Vielleicht möchten Sie auch Ihre Schuhe ausziehen.

2. Legen Sie sich auf ein Bett oder eine Matte, legen Sie die Arme mit geöffneten Handinnenflächen seitlich neben den Körper und spreizen Sie die Beine leicht. Wenn Sie sich unwohl fühlen, können Sie ein Kissen unter Ihre Kniekehlen legen oder einfach die Knie etwas anwinkeln. Probieren Sie ruhig ein wenig, bis Sie Ihre Position gefunden haben – vielleicht sitzen Sie auch lieber. Sie können sich mit einer Decke zudecken, denn Ihre Körpertemperatur kann absinken, wenn Sie eine Weile still liegen.

3. Fühlen Sie zunächst das Gewicht Ihres Körpers auf der Matte, dem Bett oder dem Stuhl. Nehmen Sie die Auflagestellen Ihres Körpers wahr. Lassen Sie sich mit jedem Ausatmen ein wenig tiefer in die Matte, das Bett oder den Stuhl einsinken.

4. Machen Sie sich bewusst, wie sich Ihr Atem anfühlt. Vielleicht spüren Sie Ihren Atem durch Ihre Nasenlöcher ein- und austreten oder durch die Kehle strömen oder fühlen, wie sich Ihr Brustkorb und das Zwerchfell heben und senken. Achten Sie bewusst auf Ihren Atem, wo Sie ihn spüren und wo es angenehm für Sie ist. Nehmen Sie sich dafür einige Minuten lang Zeit.

5. Wenn Sie so weit sind, lenken Sie Ihre Aufmerksamkeit durch Ihr linkes Bein am Knie und am Knöchel vorbei in den großen Zeh Ihres linken Fußes. Nehmen Sie die Empfindungen in Ihrem großen Zeh mit einem Gefühl der Neugier wahr. Ist er warm oder ist er kalt? Können Sie die Berührung mit Ihren Socken fühlen oder irgendwelche Luftbewegungen? Dehnen Sie nun Ihre Aufmerksamkeit auf den kleinen Zeh aus und schließlich auch auf die Zehen dazwischen. Wie fühlen sie sich an? Wenn Sie gar nichts fühlen können, ist das in Ordnung. Machen Sie sich einfach bewusst, dass Sie nichts fühlen.

6. Stellen Sie sich beim Atmen vor, dass Ihr Atem durch Ihren Körper hinab in die Zehen fließt. Beim Ausatmen stellen Sie sich vor, wie der Atem wieder im Körper aufwärts und schließlich aus Ihrer Nase herausströmt. Nutzen Sie diese Vorstellung der in den Körperteil hinein- und wieder hinausströmenden Atemluft jedes Mal, wenn Sie sich auf einen bestimmten Bereich konzentrieren.

7. Dehnen Sie Ihre Aufmerksamkeit auf Ihre Fußsohle aus. Konzentrieren Sie sich auf den Ballen und die Ferse des Fußes. Das Gewicht der Ferse. Die Seiten und den oberen Teil des Fußes. Den Knöchel. Atmen Sie in den gesamten Fuß hinein. Wenn Sie fertig sind, lassen Sie den linken Fuß in den Hintergrund Ihres Bewusstseins sinken.

8. Wiederholen Sie diesen Prozess der sanften, wohlwollenden, neugierigen, annehmenden Aufmerksamkeit mit dem Unterschenkel, dem Knie und dem Oberschenkel Ihres linken Beins.

9. Achten Sie darauf, ob sich Ihr linkes Bein jetzt anders anfühlt als Ihr rechtes.

10. Lenken Sie Ihre Aufmerksamkeit sanft das rechte Bein hinab zu den Zehen des rechten Fußes. Verfahren Sie mit dem rechten Bein genauso wie mit dem linken. Lassen Sie es anschließend in den Hintergrund Ihres Bewusstseins sinken.

11. Lenken Sie Ihre Aufmerksamkeit auf Ihr Becken, die Hüften, das Gesäß und alle empfindlichen Organe in diesem Bereich. Atmen Sie hinein und stellen Sie sich vor, Sie füllen sie mit nährstoffreichem Sauerstoff.
12. Wandern Sie weiter nach oben zum unteren Rumpfbereich, dem Unterbauch und dem Lendenwirbelbereich. Spüren Sie, wie sich Ihr Bauch hebt und senkt, wenn Sie einatmen und ausatmen. Nehmen Sie die Gefühle wahr, die Sie dort verspüren. Versuchen Sie, sie zu erkunden, und nehmen Sie die Gefühle an, wie sie sind.
13. Lenken Sie Ihre Aufmerksamkeit auf Ihre Brust und den oberen Rückenbereich. Spüren Sie, wie sich Ihr Brustkorb beim Atmen hebt und senkt. Achten Sie darauf, ob Sie Ihren Herzschlag spüren können. Seien Sie dankbar dafür, dass all die in Ihrem Brustkorb beheimateten lebenswichtigen Organe funktionieren und Sie am Leben und bei Bewusstsein halten. Spüren Sie irgendwelche Gefühle in Ihrer Herzgegend? Geben Sie Ihren Gefühlen Raum, sich auszudrücken.
14. Lenken Sie Ihre Aufmerksamkeit auf Ihre beiden Arme. Beginnen Sie bei den Fingerspitzen und arbeiten Sie sich zu den Schultern vor. Atmen Sie in den jeweiligen Körperbereich hinein und hinaus, bevor Sie zum nächsten vorgehen.
15. Konzentrieren Sie sich auf Ihren Hals und Nacken. Lenken Sie dann Ihre Aufmerksamkeit auf Ihren Kiefer und achten Sie darauf, ob er angespannt ist. Fühlen Sie Ihre Lippen, das Innere Ihres Mundes, Ihre Wangen, Ihre Nase, Ihre Augenlider und Augen, Ihren Hinterkopf und schließlich Ihre Schädeldecke. Nehmen Sie sich bei jedem Teil Ihres Kopfes Zeit, lassen Sie sich darauf ein und öffnen Sie sich mit Neugier und Wärme für jegliche Empfindungen, die Sie spüren.
16. Denken Sie sich jeweils eine Stelle auf Ihrem Kopf und unter Ihren Füßen. Stellen Sie sich vor, wie Ihr Atem in Ihrem Körper auf und ab fließt, während Sie einatmen und ausatmen. Spüren Sie den Atem auf und ab fließen und entwickeln Sie ein Gefühl dafür, wie er jede Zelle Ihres Körpers mit Energie und lebenswichtigem Sauerstoff versorgt. Setzen Sie dies einige Minuten lang fort.
17. Lassen Sie jetzt alle Bemühungen ruhen. Fühlen Sie sich in Ihren Körper als Ganzes ein. Fühlen Sie sich vollständig und umfassend, so wie Sie sind. In Frieden, so wie Sie sind. Denken Sie daran, dass dieses Gefühl des einfachen Daseins immer für Sie da ist, wenn Sie es brauchen. Ruhen Sie in dieser Stille.
18. Erkennen Sie an, dass Sie sich Zeit genommen haben, Ihren Körper und Geist zu nähren. Lösen Sie sich sanft aus dieser Meditation und machen Sie sich bewusst, dass Sie gleich etwas anderes machen werden. Nehmen Sie sich vor, die achtsame Aufmerksamkeit aus dieser Übung in Ihre nächste Aktivität mitzunehmen.

Track 6

Die positiven Wirkungen der Body-Scan-Meditation

Die Body-Scan-Meditation wirkt sich vielfach positiv aus:

- **Eine Verbindung zum eigenen Körper aufbauen:** Durch die Body-Scan-Meditation stellen Sie eine Verbindung zu Ihrem Körper her und lösen sich von Ihrem Geist mit all seinen Ideen, Meinungen, Überzeugungen, Urteilen, Träumen und Wünschen. Der Body-Scan hilft Ihnen zu erkennen, dass Verständnis und Einsicht nicht nur vom denkenden Geist ausgehen muss, sondern auch vom Körper insgesamt, einem höchst intelligenten System, das Ihnen zu wichtigen Entdeckungen verhelfen kann.
- **Loslösung vom Handlungsmodus und Eintritt in den Seinsmodus:** Wenn Sie sich für den Body-Scan hinlegen, können Sie körperlich loslassen. Ihr Geist kann dem folgen und sich langsam vom »Denken auf Autopilot« lösen. Sie wechseln vom automatisierten Handlungsmodus in den Seinsmodus des Geistes, in dem Sie zulassen können, dass die Dinge so sind, wie sie sind.
- **Training für die Aufmerksamkeit:** Der Body-Scan wechselt zwischen einer weiträumigen und eng geführten Aufmerksamkeit hin und her. Einmal ist es der kleine Zeh, ein anderes Mal der ganze Körper. Er gewöhnt so Ihren Geist daran, von einem Augenblick zum nächsten von einer gezielten Aufmerksamkeit zu einer breiter gestreuten Aufmerksamkeit überzugehen.
- **Im Körper gefangene Gefühle befreien:** Stressreiche Ereignisse, die Sie im Laufe Ihres Lebens erlebt haben, verursachen starke Ängste und können im Körper eingeschlossen und als körperliche Verspannungen, Empfindungslosigkeit oder körperliche Funktionsstörungen (zum Beispiel Verdauungsstörungen) gespeichert werden. Der Body-Scan hilft Ihnen, diese aufgestauten Gefühle und Verspannungen zu lösen.
- **Den Körper als emotionales Frühwarnsystem nutzen:** Die Übung des Body-Scans und das wachsende Körperbewusstsein sensibilisieren Sie für die Reaktionen Ihres Körpers in verschiedenen Alltagssituationen. Wenn Sie etwas stresst oder nervös macht, werden Sie die entsprechenden Körpersignale früher bemerken und können auf dieser Grundlage entscheiden, was Sie als Nächstes tun – oder vielleicht lieber lassen. Ohne dieses Bewusstsein haben Sie diese Wahl nicht und drehen sich möglicherweise weiter im Teufelskreis schädlicher Gefühle und körperlicher Anspannung.

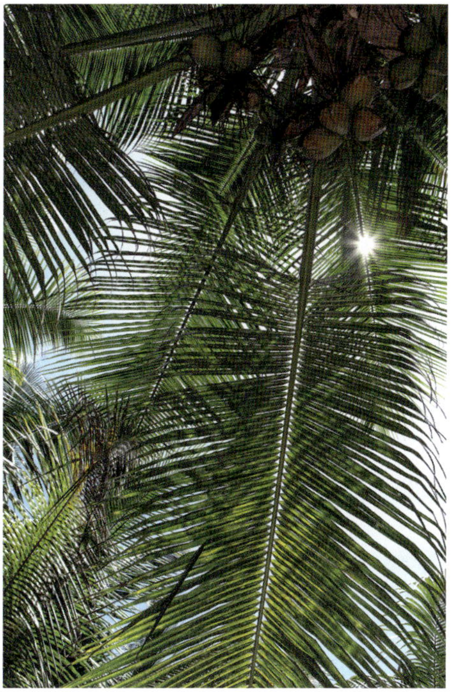

Nehmen Sie Platz: Die Sitz-Meditation

Bei der Sitz-Meditation sitzen Sie einfach nur und sind achtsam. In diesem Abschnitt zeige ich Ihnen einige gebräuchliche Sitzhaltungen und führe Sie durch eine Übung im Sitzen. Sobald Sie mit dieser Übung vertraut sind, können Sie sie ganz an Ihre Bedürfnisse anpassen.

Sie sollten bereits seit einigen Wochen täglich eine Body-Scan-Meditation gemacht haben, sodass Sie sich langsam daran gewöhnen konnten, sich mit Akzeptanz und Neugier achtsam auf Ihren Atem und Ihren Körper zu konzentrieren. Sie werden auch schon wissen, wie leicht der Geist abschweift und wie Sie ihn sanft wieder zur Aufmerksamkeit anhalten können. Die Sitz-Meditation setzt die Entwicklung Ihrer Aufmerksamkeit fort und bringt Sie mit weiteren Augenblickserfahrungen in Berührung, denen Sie sich achtsam nähern können. Auch wenn Ihr Geist weiterhin Gedanken nachhängen wird, so wird sich Ihre Beziehung zu Ihren Gedanken zu verändern beginnen – eine kleine, aber entscheidende Veränderung.

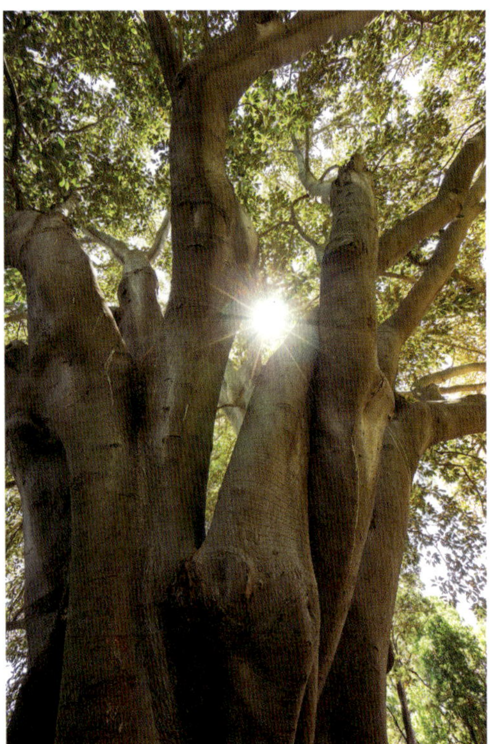

Die für Sie richtige Haltung finden

Wenn Sie sich zum Meditieren hinsetzen, stellen Sie sich vor, Sie seien ein Berg: unverrückbar, fest in der Erde verankert, im Gleichgewicht, würdig und schön. Ihre äußere Haltung wird sich auf Ihre innere Welt übertragen und macht Sie klar und wach.

Setzen Sie sich in einer beliebigen Haltung auf einen Stuhl oder auf den Boden. Achten Sie nur darauf, dass Ihr Rücken dabei so gerade wie möglich ist.

Sorgen Sie dafür, dass sich Ihre Hüften einige Zentimeter über Ihren Knien befinden, indem Sie sich auf ein Kissen setzen. Sie können so den Rücken leichter gerade halten und bleiben so bewusster, wacher und achtsamer.

Auf einem Stuhl sitzen

Sie haben sich vielleicht angewöhnt, mehr in einem Stuhl zu hängen als darauf zu sitzen. Diese hängende, gekrümmte Haltung schadet Ihrem Rücken mit der Zeit. Wenn Sie sich in der Regel mit gekrümmtem Rücken und gestauchtem Nacken gegen die Rückenlehne des Stuhls lehnen, ist das für die Sitz-Meditation nicht förderlich. Sitzen Sie dagegen von der Stuhllehne entfernt und tragen Ihr Gewicht selbst, geben Sie damit gegenüber sich selbst eine Erklärung ab: »Ich bemühe mich zu meditieren. Ich trage mich selbst.« Diese Erklärung hat meist eine positive Wirkung auf die Meditation.

Und so setzen Sie sich zum Meditieren auf einen Stuhl:

1. Versuchen Sie, Holzstücke oder vielleicht sogar Telefonbücher unter die hinteren Beine des Stuhls zu legen. Durch eine leichte Kippstellung fördern Sie ohne große Mühe ganz natürlich Ihre aufrechte Haltung.
2. Setzen Sie Ihre Füße flach auf dem Boden auf oder auch auf einem Kissen, wenn der Stuhl zu hoch sein sollte. Ihre Knie müssen dabei mehr als 90 Grad gebeugt sein, damit Ihre Hüften oberhalb Ihrer Knie bleiben.
3. Legen Sie Ihre Hände auf Ihre Knie, entweder mit den Handflächen nach oben oder nach unten, oder legen Sie Ihre Hände ineinander. Wenn Ihre Handflächen nach unten zeigen, empfinden Sie es vielleicht als angenehm, wenn sich Ihre Daumen leicht berühren. Manche Menschen legen ihre Hände gerne auf ein kleines Kissen auf ihren Beinen, um zu verhindern, dass ihre Schultern nach unten gezogen werden.
4. Stellen Sie sich vor, dass Ihr Kopf ein mit Helium gefüllter Ballon ist. Erlauben Sie ihm, sich ganz natürlich zu heben, und strecken Sie Ihre Wirbelsäule, ohne sie zu strapazieren. Sie wollen nur aufrecht sitzen, ohne sich zu verspannen. Stellen Sie sich Ihre Wirbel wie gestapelte Münzen vor. Nehmen Sie Ihr Kinn leicht zurück.
5. Lehnen Sie sich ein paar Mal nach vorn und nach hinten, bis Sie Ihren mittleren Balancepunkt gefunden haben – in dieser Position fällt Ihr Kopf weder nach hinten noch nach vorn, sondern wird natürlich auf dem Hals und den Schultern balanciert. Lehnen Sie sich anschließend nach links und rechts, um den Balancepunkt wiederzufinden. Lösen Sie nun alle überflüssige Anspannung in Ihrem Körper. Sie sind bereit für die Meditation!

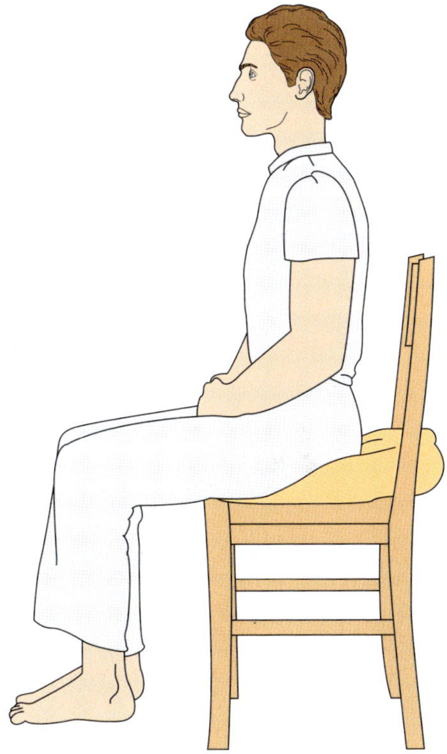

Auf dem Boden sitzen

Sie können die Sitz-Meditation auch in der traditionelleren Bodenposition machen. Manche Menschen fühlen sich besser geerdet und stabiler, wenn sie auf dem Boden sitzen. Wichtiger als alles andere ist jedoch, dass Sie die für Sie angenehmste Position finden.

Auf dem Boden können Sie eine kniende Position einnehmen. Dabei stützen Sie Ihr Gesäß mit einem Meditationshocker oder einem Kissen ab. Wenn Sie einen Meditationshocker verwenden, sollten Sie dennoch ein Kissen darauf legen, damit es nicht unbequem wird.

Es ist wichtig, dass Sie einen Hocker oder ein Kissen finden, der beziehungsweise das die richtige Höhe für Sie hat. Zu hoch bedeutet, dass Ihr Rücken sich angestrengt und unangenehm anfühlen wird. Zu niedrig bedeutet, dass Sie eher absacken und müde werden.

Die kniende Haltung nehmen Sie folgendermaßen ein:

1. Schütteln Sie zur Vorbereitung Ihre Beine aus und lassen Sie die Füße kreisen.
2. Knien Sie sich auf einen Teppich oder eine Matte auf dem Boden.
3. Heben Sie Ihr Gesäß und schieben Sie einen Hocker zwischen Ihre Unterschenkel und Ihr Gesäß.
4. Lassen Sie sich sanft auf dem Meditationshocker nieder. Wenn Sie es nicht bereits getan haben, legen Sie ein Kissen auf den Hocker, damit Sie es etwas bequemer haben.
5. Schieben Sie Ihren Körper ein wenig hin und her, um dafür zu sorgen, dass Sie eine ausbalancierte und stabile Position finden. Sie müssen nicht übertrieben steif sitzen.

Es ist angenehmer, auf einem festen Meditationskissen zu sitzen, einem sogenannten Zafu. Normale Kissen sind in der Regel zu weich. Das Zafu hilft Ihnen, die Hüfte oberhalb der Knie zu halten, sodass Sie eine stabilere Sitzposition erreichen. Alternativ können Sie viele kleinere Kissen verwenden oder ein großes Kissen klappen, um eine bessere Stützwirkung zu erzielen.

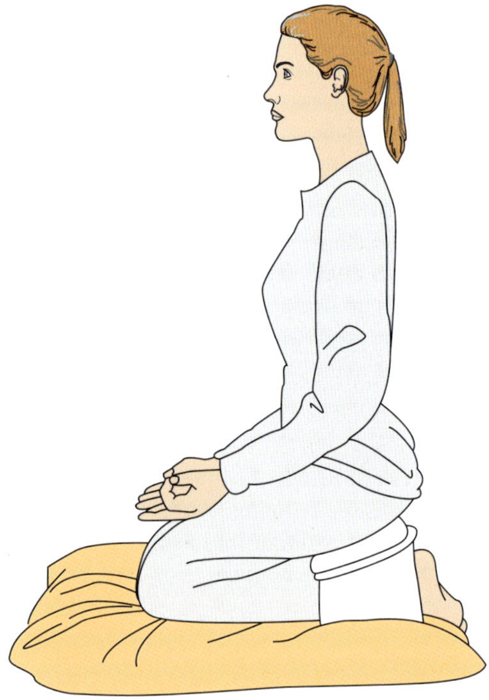

Die andere Position ist die *burmesische Haltung*. Dabei sitzen Sie einfach auf einem Kissen und legen beide Unterschenkel auf den Boden, den einen vor den anderen.

Und so nehmen Sie die burmesische Haltung ein:

1. Schütteln Sie zur Vorbereitung Ihre Beine aus, lassen Sie Ihre Füße kreisen und strecken Sie sich, wie Sie es für richtig halten. So können Sie nachher besser sitzen.
2. Legen Sie eine weiche Matte oder Decke auf den Boden. Auf diese Unterlage legen Sie dann ein festes Kissen oder mehrere weiche Kissen übereinander.
3. Setzen Sie sich mit dem Gesäß auf das Kissen. Lassen Sie Ihre Knie den Boden berühren. Sollten Ihre Knie den Boden nicht erreichen, können Sie entweder weitere Kissen verwenden oder eine der anderen möglichen Haltungen wählen.

4. Legen Sie Ihren linken Fuß so ab, dass seine Ferse leicht die Innenseite des rechten Oberschenkels berührt. Legen Sie das rechte Bein vor dem linken Bein ab, wobei die Ferse des rechten Fußes zum linken Oberschenkel zeigt. Wenn Ihre Beine nicht so gelenkig sind, verändern Sie die Haltung so weit, dass es für Sie noch angenehm bleibt.

5. Ermöglichen Sie Ihrem Rücken, eine relativ gerade, aber auch entspannte Haltung einzunehmen. Schaukeln Sie sanft vor und zurück, um den Punkt zu finden, an dem Ihr Kopf auf Ihrem Hals und Ihren Schultern ausbalanciert ist. Ziehen Sie Ihr Kinn leicht ein, sodass Ihr Hals nicht gedehnt wird.

6. Legen Sie Ihre Hände mit den Handflächen nach unten auf Ihre Knie, oder nach oben, wobei sich Daumen und Zeigefinger leicht berühren. Sie können auch ein kleines Kissen in Ihren Schoß legen und Ihre Hände auf das Kissen legen, sodass die Schultern nicht nach vorn und nach unten gezogen werden.

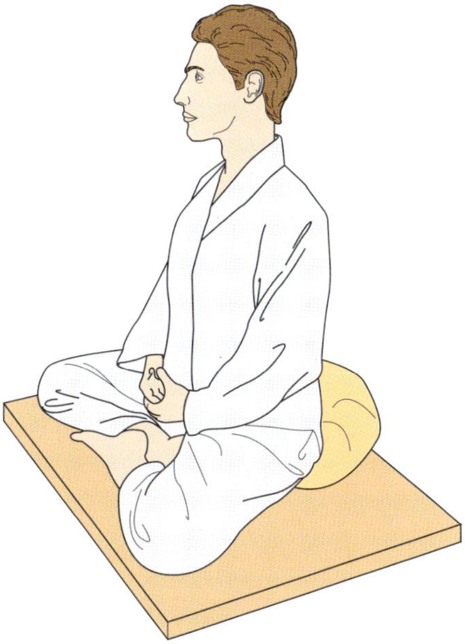

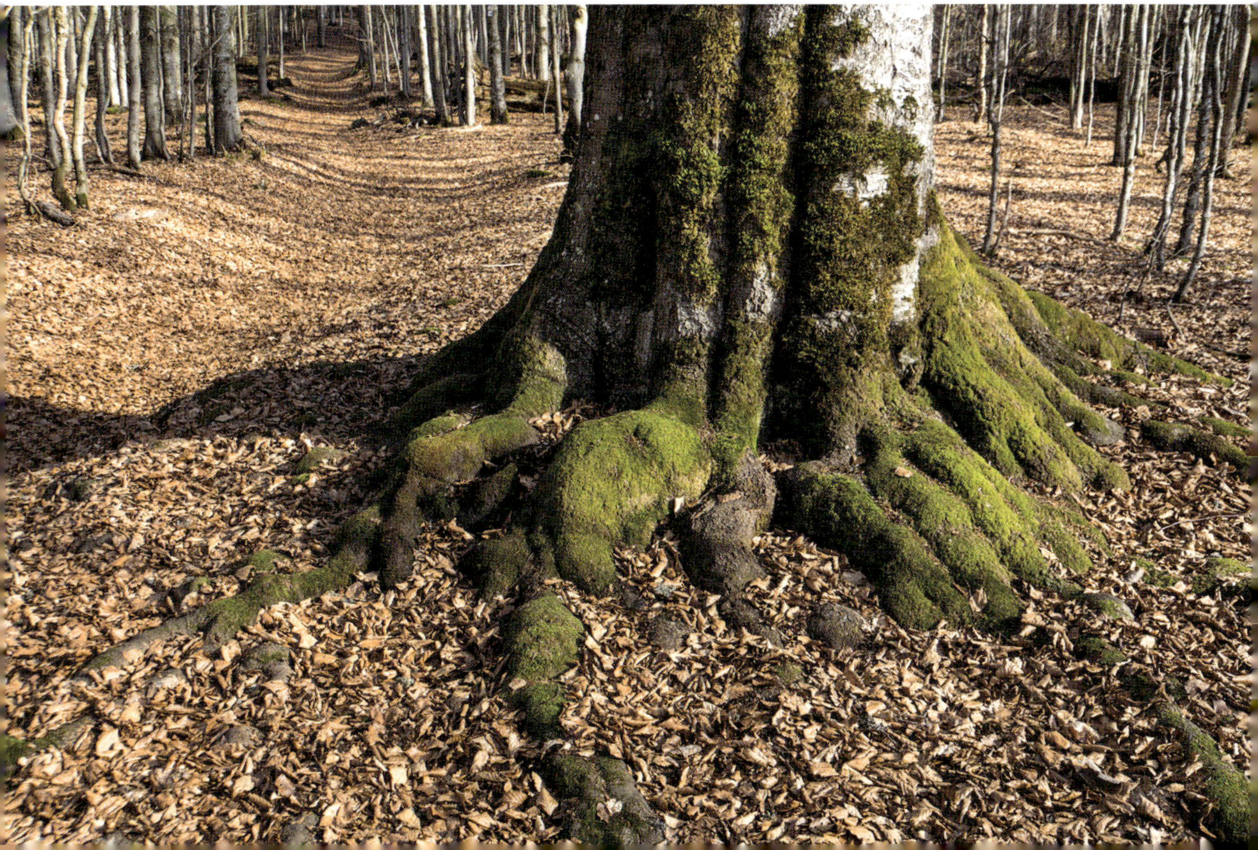

Die Übung der Sitz-Meditation

Die achtsame Sitzübung, die ich hier beschreibe, umfasst mehrere Stufen. Für den Anfang empfehle ich Ihnen, täglich nur die erste Stufe zu üben – achtsames Atmen. Nach etwa einer Woche können Sie dann die Meditation über das achtsame Atmen auf den gesamten Körper und darüber hinaus erweitern.

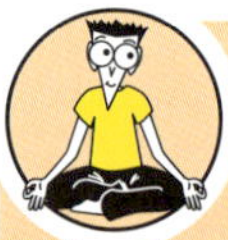

Achtsamkeit des Atmens

1. Während Sie sitzen, machen Sie sich Ihren Atem bewusst.

   Vielleicht empfinden Sie den Atem in Ihrer Nase beim Einatmen als relativ kühl und beim Ausatmen als wärmer. Vielleicht fühlen Sie Ihren Atem in der Brust, wenn sich Ihr Brustkorb beim Einatmen hebt und beim Ausatmen senkt. Oder Sie fühlen Ihren Atem bis hinunter in Ihren Bauch, in die Zwerchfellgegend.

2. Fühlen Sie, wie sich Ihre Bauchdecke sanft dehnt, wenn Sie einatmen, und sich wieder zusammenzieht, wenn Sie ausatmen.

   Sie müssen Ihren Atemrhythmus nicht ändern. Sollte er sich ändern, ist das in Ordnung.

3. Fühlen Sie die Luft, die Sie einatmen, und die Luft, die Sie ausatmen. Lassen Sie Ihre Aufmerksamkeit von Neugier und Wohlwollen bestimmt sein. Reiten Sie auf den Wellen Ihres Atems, wie sich ein Boot auf den Wellen des Meeres hebt und senkt.

4. Sie werden nach kurzer Zeit feststellen, dass Ihre Gedanken abwandern und sich Sorgen und Tagträumen zuwenden. Ihre Aufmerksamkeit wurde von Ihrem Atem abgelenkt. Das gehört zur Achtsamkeit. Es ist ganz normal, dass Ihre Gedanken anfangen zu wandern. Das ist in unserem Gehirn so angelegt. Sobald Sie feststellen, dass Ihre Gedanken abwandern, sind Sie wieder in der Gegenwart angelangt. Machen Sie sich bewusst, woran Sie gerade denken, und betrachten Sie es als bloße Gedanken, ohne darüber zu urteilen oder sich zu kritisieren. Lenken Sie Ihre Aufmerksamkeit wieder auf Ihren Atem.

   Selbst wenn Ihre Gedanken sehr oft oder sehr lange abwandern, ist das in Ordnung. Wenn Sie das bemerken, lenken Sie Ihre Aufmerksamkeit einfach wieder zurück, wie Sie einen jungen Hund wohlwollend und geduldig wieder auf den richtigen Weg bringen, wenn er weggelaufen ist.

5. Atmen Sie einfach. Spüren Sie Ihre Empfindungen beim Atmen, so gut Sie können.

Track 7

Achtsamkeit des Atmens und des Körpers

1. Stellen Sie sich zunächst einen majestätischen Berg vor.

   Fest und unverrückbar mit seinem eisbedeckten Gipfel ragt er hoch über den Wolken in den klaren blauen Himmel hinein. Die Jahreszeiten und das Wetter können ihm nichts anhaben. Der Berg ist immer da, strahlt Würde aus und grüßt alles, was auf ihn zukommt.

2. Fühlen Sie sich in diese Erdverbundenheit und Unverrückbarkeit des Berges ein.

3. Lassen Sie nun Ihren Körper mit dem Bild des Berges verschmelzen. Machen Sie sich seine Würde und Unverrückbarkeit zu eigen. Werden Sie sich Ihres Körpers bewusst.
4. Weiten Sie Ihre Aufmerksamkeit aus, umschließen Sie Ihren Körper damit und machen Sie sich bewusst, dass Ihr Körper atmet. Das Empfinden Ihres Atmens ist Teil Ihres Bewusstseins.
5. Fühlen Sie, wie Ihr Körper atmet – schließlich atmen Sie auch durch die Haut.

   Wenn sich ein Körperteil unwohl anfühlt oder immer wieder Ihre Aufmerksamkeit auf sich zieht, haben Sie zwei Möglichkeiten. Entweder lenken Sie Ihre Aufmerksamkeit interessiert und wohlwollend und so gezielt wie möglich auf den Körperteil, der sich unwohl fühlt, und stellen sich vor, dass Ihr Atem in diesen Körperteil hinein- und wieder hinausfließt, während Sie das Unwohlsein hinnehmen, wie es ist oder so gut Sie können.

   Oder aber Sie verändern Ihre Haltung als wohlwollende Geste gegenüber sich selbst so, dass Sie sich wieder wohlfühlen. Wenn Sie sich bewegen, sollten Sie es achtsam tun, sodass die Bewegung Teil Ihrer Achtsamkeitsübung wird.
6. Sobald das Gefühl des Unwohlseins verschwunden ist, versuchen Sie, Ihren Körper wieder als Ganzes zu spüren und nur zu sitzen und zu atmen.

   Machen Sie sich Ihren Körper und Ihren Atem bewusst. Jeder Augenblick ist einzigartig und anders. Spüren Sie, wie die Empfindungen fließen und sich verändern. Wie fühlt sich Ihr Körper jetzt in diesem Moment an? Ihr Atem und Ihr Körper?

Track 8

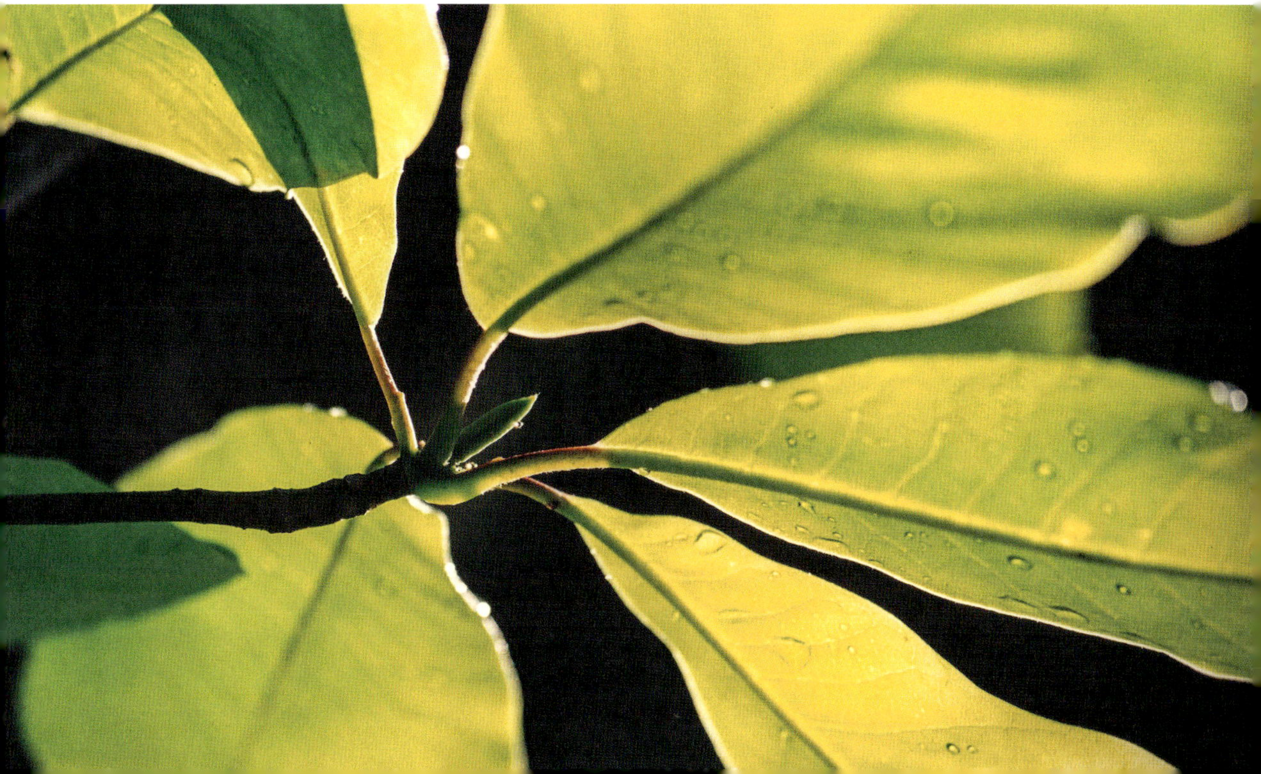

Sie können die Übung an diesem Punkt beenden oder auf der nächsten Stufe weitermachen und achtsam auf Klänge und Geräusche sowie auf Ihre Gedanken und Gefühle achten oder aber mit der ungelenkten Achtsamkeit weitermachen.

Achtsamkeit der Klänge und Geräusche

1. Machen Sie sich die Klänge und Geräusche in Ihrer unmittelbaren Umgebung bewusst. Den Klang Ihrer Stimme. Das Geräusch Ihres Atems.
2. Dehnen Sie Ihre Aufmerksamkeit für Klänge und Geräusche weiter auf Ihre Umgebung aus. Bis zu den am weitesten entfernten und kaum noch hörbaren Geräuschen.
3. Versuchen Sie, die Klänge und Geräusche zu hören und vielleicht auch die Stille, die jenseits aller Klänge und Geräusche zu hören ist. Alle Geräusche erheben sich aus der Stille und fallen wieder in die Stille zurück.
4. Achten Sie auf die Tonhöhe und die Lautstärke der Geräusche, anstatt sie zu identifizieren und zu benennen. Lassen Sie die Klänge und Geräusche zu sich kommen, anstatt zu versuchen, sie zu hören. Hören geschieht ohne Anstrengung. Das Hören lässt sich nicht abschalten.
5. Lassen Sie es zu, inmitten der Klänge und Geräusche zu sein, die in diesem Moment da sind.

Track 9

Achtsamkeit der Gedanken und Gefühle

1. Machen Sie sich jetzt Ihre Gedanken genauso bewusst, wie Sie das bei den Klängen und Geräuschen gemacht haben.
2. Hören Sie Ihren Gedanken zu, als würden sie von jemand anderem gedacht. Die Gedanken tauchen einfach in Ihrem Bewusstsein auf und gehen vorbei.

   Wenn keine Gedanken auftauchen, machen Sie sich einfach diese Tatsache bewusst. Sie müssen keine Gedanken herbeizwingen. Hören Sie einfach weiter zu. Vielleicht hilft es Ihnen, sich Ihren Kopf als blauen Himmel vorzustellen und Ihre Gedanken als Wolken, die auftauchen und vorbeiziehen. Der Himmel wird von den Wolken nicht weiter berührt.
3. Beobachten Sie Ihre Gedanken, so gut Sie können.
4. Machen Sie sich jetzt Ihre Gefühle bewusst.

   Wenn Sie wissen, um welches Gefühl es sich handelt, geben Sie ihm einen Namen. Wenn nicht, fühlen Sie es einfach und achten Sie darauf, wo in Ihrem Körper Sie das Gefühl verspüren. Hat das Gefühl eine Form, eine Farbe oder eine Beschaffenheit?
5. Atmen Sie in den Teil Ihres Körpers hinein, in dem Sie das Gefühl verspüren, ohne sich in das Gefühl hineinzuzwingen oder davor wegzulaufen. Verweilen Sie so lange bei dem Gefühl, wie Sie können, ohne sich unwohl zu fühlen.

Track 10

Ungelenkte Achtsamkeit

1. Richten Sie Ihre achtsame Aufmerksamkeit nicht auf etwas Bestimmtes, werden Sie sich einfach dessen bewusst, was sich in Ihrem Bewusstsein am deutlichsten abzeichnet. Das ist vielleicht Ihr Atem, Ihr Körper, ein Geräusch, oder es sind Ihre Gedanken oder Gefühle.
2. Konzentrieren Sie sich einfach auf das, was an der Oberfläche Ihres Bewusstseins auftaucht, und nehmen Sie es mit Neugier wahr.

   Das ist mitunter gar nicht so einfach, und man verfängt sich leicht in Gedanken. Aber das ist in Ordnung. Auch das gehört zur Meditation. Nehmen Sie einfach zur Kenntnis, woran Sie zuletzt gedacht haben, und treten Sie innerlich wieder einen Schritt zurück, um zu sehen, was noch auftaucht, ohne irgendetwas zurückzuweisen. Was auch immer Sie erfahren, es ist Ihre Erfahrung und völlig in Ordnung.

   Sollten Sie sich von dem überwältigt fühlen, was in Ihnen auftaucht, können Sie immer wieder zu Ihrem Atem zurückkehren, wie zu einem sicheren Ankerplatz, der immer für Sie da ist, egal was passiert.
3. Sie bewegen sich nun auf das Ende der Meditation zu, werden sich Ihres Gefühls der Gegenwärtigkeit, der Aufmerksamkeit, der Lebendigkeit bewusst. Sie ruhen in Ihrem inneren Gefühl der Ganzheit, lassen alle Gedanken und Gefühle hinter sich … Sie sind, wie Sie sind. Sie sind einfach nur.

Track 11

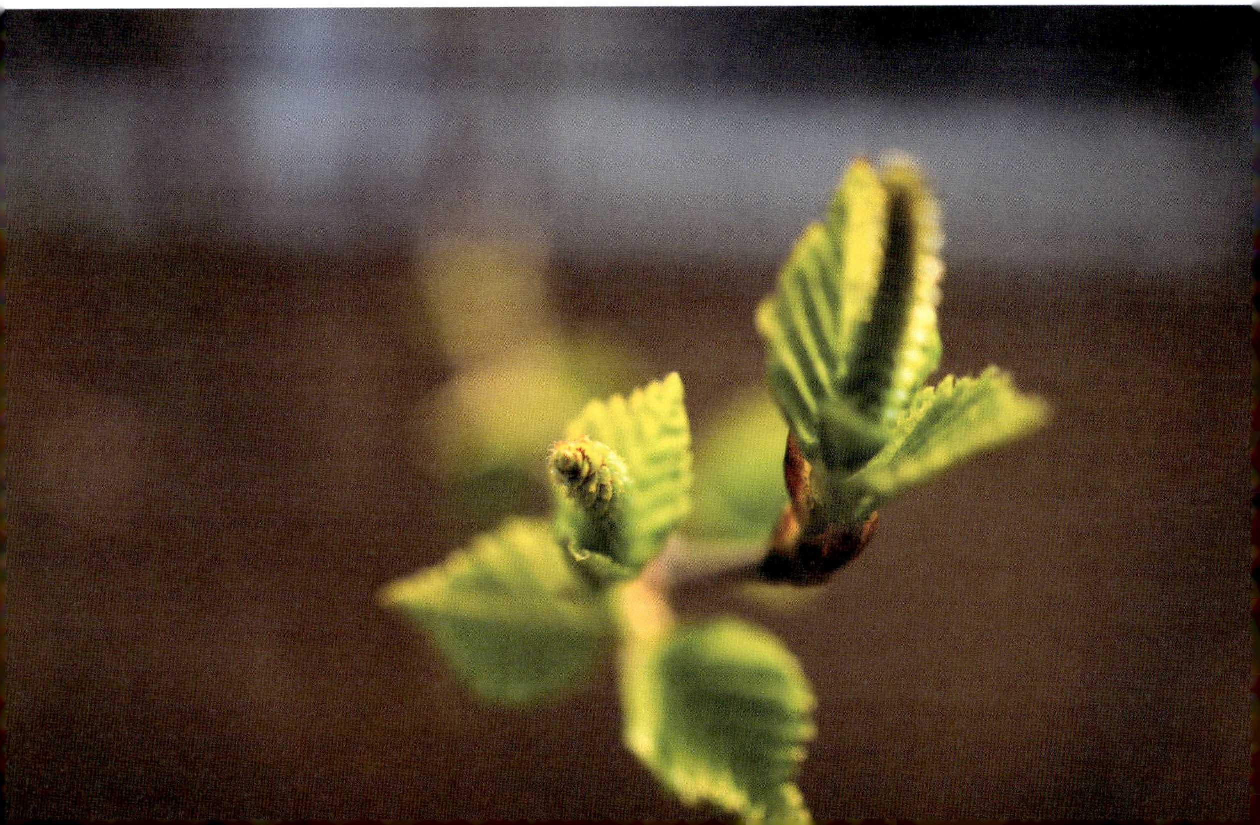

Probleme bei der Sitz-Meditation ausräumen

Die meisten Probleme bei der Sitz-Meditation entstehen aus der Haltung. Wenn Sie eine Zeit lang sitzen, fangen Ihr Rücken, Ihre Knie und andere Körperteile an zu schmerzen. Wenn das passiert, haben Sie zwei Möglichkeiten:

- **Sie nehmen die Beschwerden und die Reaktion Ihres Geistes wahr und bleiben ruhig sitzen.** Das ist meine Empfehlung, wenn die Beschwerden nicht zu stark sind. Bei der Achtsamkeit geht es darum, Erfahrungen willkommen zu heißen, selbst wenn sie zunächst unangenehm sind. Wie fühlen sich die Beschwerden genau an? Wo sitzen sie genau? Was denken Sie darüber? Da alle Erfahrungen in ständigem Fluss sind und sich verändern, könnte es sein, dass sich auch Ihr Gefühl für die körperlichen Beschwerden verändert.
- **Verschieben Sie Ihre Körperhaltung achtsam.** Wenn Ihre körperlichen Beschwerden zu stark werden, können Sie Ihre Haltung anpassen. Versuchen Sie jedoch, nicht zu schnell auf die Beschwerden zu reagieren, sondern verschieben Sie Ihre Haltung langsam und mit achtsamer Aufmerksamkeit. So fügt sich die Haltungsänderung in Ihre Übung ein. Sie antworten anstatt zu reagieren, und darum geht es schließlich bei der Achtsamkeit.

Abgesehen von Haltungsproblemen können beim Üben auch Frustrationen aufkommen. Sie sind so daran gewöhnt, all Ihre Erfahrungen zu beurteilen, dass Sie auch das Meditieren davon nicht ausnehmen. Achtsamkeit bedeutet aber urteilsfreie Aufmerksamkeit. Es gibt keine schlechte Meditation – streichen Sie diesen Begriff aus Ihrem Wortschatz. Manchmal können Sie sich konzentrieren und ein anderes Mal geht alles völlig durcheinander. So ist Meditation nun

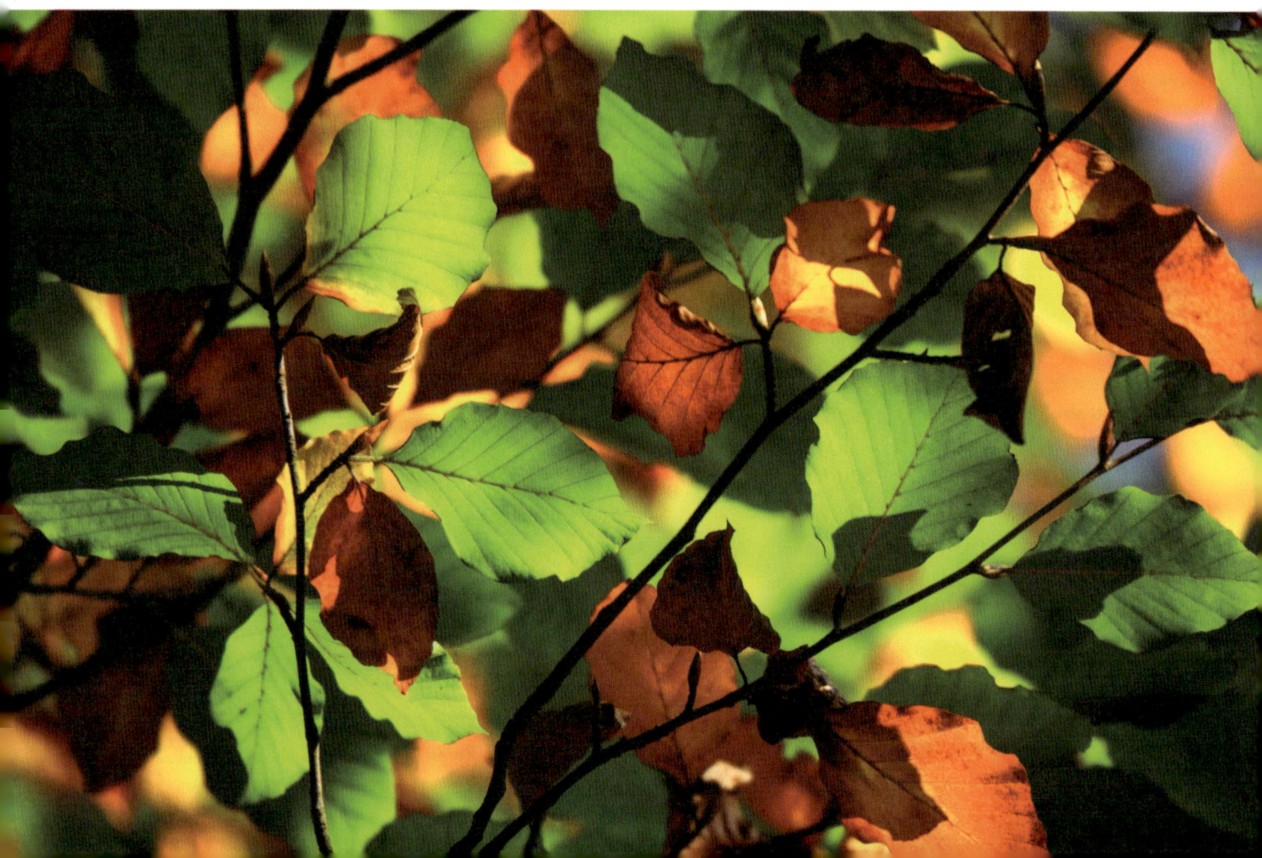

mal. Vertrauen Sie auf den Prozess, auch wenn Sie das Gefühl haben, dass Sie nicht besser zurechtkommen. Achtsamkeit arbeitet sowohl auf der bewussten als auch auf der unterbewussten Ebene. Es kann also sein, dass es von außen so aussieht, als würden Sie nicht weiterkommen. Machen Sie sich keine Gedanken – jede Meditation ist ein Schritt vorwärts, weil Sie tatsächlich geübt haben.

Mit der Geh-Meditation Schritt für Schritt weiterkommen

Die Geh-Meditation ist eine Meditation, während der man sich auf den Prozess des Gehens konzentriert. Die Fähigkeit zu gehen ist ein Privileg und ein wundersamer Prozess, für den Sie Dankbarkeit empfinden können.

Stellen Sie sich vor, Sie gehen morgens meditativ, ruhig und entspannt zur Arbeit und kommen dort erfrischt und voller Energie an. Das meditative Gehen verschafft ihnen eine Auszeit für ihren überstrapazierten Geist und ist auch eine gute Vorbereitung auf andere, körperlich eher statische Meditationen.

Untersuchen Sie Ihre Gehgewohnheiten

Wahrscheinlich gehen Sie selten einfach so. Sie gehen und reden, gehen und denken, gehen und planen oder gehen und machen sich Sorgen. Das Gehen ist so einfach, dass Sie in der Regel gleichzeitig etwas anderes machen. Wahrscheinlich gehen Sie die meiste Zeit »auf Autopilot«. Da schleichen sich schnell schlechte Angewohnheiten ein und am Ende schmieden Sie beim Gehen die ganze Zeit Pläne und genießen es so gut wie gar nicht.

Während der Geh-Meditation versuchen Sie nicht, irgendwohin zu kommen. Sie können das Ziel vergessen und den Weg genießen, wie es bei allen Meditationen der Fall ist.

Die formale Geh-Meditation üben

In diesem Abschnitt beschreibe ich die formale Geh-Meditation, für die Sie sich eigens eine Zeit und einen Ort aussuchen. Sie können aber auch informell anfangen, bewusster zu gehen, während Sie Ihren alltäglichen Verrichtungen nachgehen. Dafür müssen Sie nicht Ihre Geschwindigkeit verlangsamen.

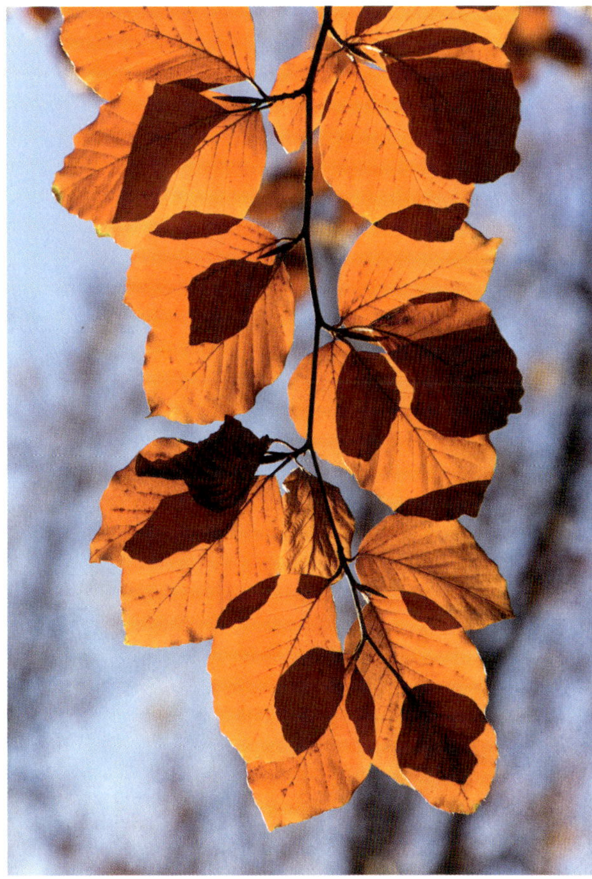

Legen Sie bei der formalen Geh-Meditation, manchmal auch achtsames Gehen genannt, zunächst fest, wie lange Sie üben wollen. Für den Anfang schlage ich zehn Minuten vor, aber jede andere Zeit, mit der Sie sich wohlfühlen, ist genauso gut. Legen Sie auch fest, wo Sie üben. Beim ersten Versuch sollten Sie sehr langsam gehen. Ein ruhiger Raum zu Hause ist dafür vielleicht am besten geeignet.

Achtsame Geh-Meditation

1. Stehen Sie zunächst ruhig und bequem.

   Drücken Sie Ihre Knie nicht ganz durch und lockern Sie, soweit es geht, jede überflüssige Anspannung in Ihren Beinen, Armen und Schultern sowie in Kiefer und Gesicht.

2. Führen Sie Ihre Hände vor oder hinter Ihrem Körper zusammen – wie es für Sie am angenehmsten ist.
3. Machen Sie sich Ihren natürlichen Atemrhythmus bewusst, das Einatmen und das Ausatmen.
4. Nehmen Sie das Gewicht wahr, das Ihre Füße auf den Boden übertragen.
5. Versuchen Sie, sich leicht nach links und rechts zu neigen, und achten Sie darauf, wie sich die Empfindungen in Ihren Füßen dabei verändern.
6. Verlagern Sie Ihr Gewicht jetzt nach links, bis fast Ihr ganzes Gewicht auf dem linken Fuß ruht.
7. Nehmen Sie wahr, wie sich das anfühlt.
8. Heben Sie Ihren rechten Fuß und setzen Sie ihn vor sich auf, während Sie aufmerksam darauf achten, welche Empfindungen Sie in Ihren Füßen spüren.
9. Verlagern Sie nun langsam Ihr Gewicht vom linken auf den rechten Fuß. Heben Sie Ihren linken Fuß an, wenn fast Ihr gesamtes Gewicht auf dem rechten Fuß ruht, und setzen Sie ihn vor dem rechten Fuß auf.
10. Gehen Sie langsam und achtsam weiter und konzentrieren Sie sich auf Ihre Füße, wie Sie sie anheben, bewegen und aufsetzen. Gehen Sie in einem gleichbleibenden und für Sie angenehmen Tempo.
11. Weiten Sie, während Sie gehen, Ihre Aufmerksamkeit allmählich von Ihren Füßen auf Ihren ganzen Körper aus.
12. Fühlen Sie, wie Ihr Körper atmet und achtsam geht. Während Sie weiter gehen, können Sie Ihre Aufmerksamkeit auf die Sinneseindrücke aus Ihrer Umgebung ausdehnen.

    Seien Sie offen für das, was Sie bemerken, gleichgültig ob es angenehm oder unangenehm ist. Seien Sie dankbar, dass Sie gehen können. Vielen Menschen ist das nicht möglich.

13. Gehen Sie so lange achtsam weiter, wie Sie möchten und so lange es für Sie angenehm ist.

Track 12

Probleme bei der Geh-Meditation ausräumen

Bei der Geh-Meditation tauchen nicht so viele Probleme auf wie bei den anderen Meditationen. Einige wenige aber ergeben sich häufiger. Und so können Sie sie lösen:

- ✔ **Sie können beim langsamen Gehen das Gleichgewicht nicht halten.** Sehr langsam gerade gehen ist überraschend schwierig. Wenn Sie das Gefühl haben umzufallen, stützen Sie sich an einer Wand ab. Blicken Sie zusätzlich auf einen Punkt vor Ihnen und fixieren Sie diesen Punkt, während Sie gehen. Mit zunehmender Übung verbessert sich auch Ihr Gleichgewicht.
- ✔ **Ihre Gedanken schweifen ab.** In diesem Punkt unterscheidet sich die Geh-Meditation nicht von anderen Meditationen. Ihr Geist wird abgelenkt. Lenken Sie Ihre Aufmerksamkeit sanft auf das Gefühl Ihrer Füße auf dem Boden oder auf Ihren Atem. Sie müssen sich nicht selbst kritisieren oder beschuldigen.

Mitgefühl wecken: Metta-Meditationen

Metta ist der buddhistische Begriff für liebende Güte oder Freundlichkeit. Die Metta-Meditation soll das Mitgefühl mit sich selbst und anderen Menschen wecken. Alle Achtsamkeitsmeditationen stützen sich auf wohlwollende Aufmerksamkeit, aber die Metta-Meditationen sind eigens dazu gedacht, diese Fähigkeit zu vertiefen und in bestimmter Weise auszurichten.

Viele religiöse Traditionen und alte Kulturen unterstreichen die Liebe und Sorge für sich selbst und den Nächsten. Wenn Sie sich als besonders hart und selbstkritisch empfinden, kann die Metta-Meditation ein Gegengewicht bilden und Ihnen helfen, Freundlichkeit und Warmherzigkeit zu entwickeln. Dass die Metta-Meditation funktioniert, liegt an einem bestimmten Aspekt der menschlichen Natur: Sie können nicht gleichzeitig Hass und Freundlichkeit empfinden – wenn Sie das eine fördern, verdrängen Sie das andere.

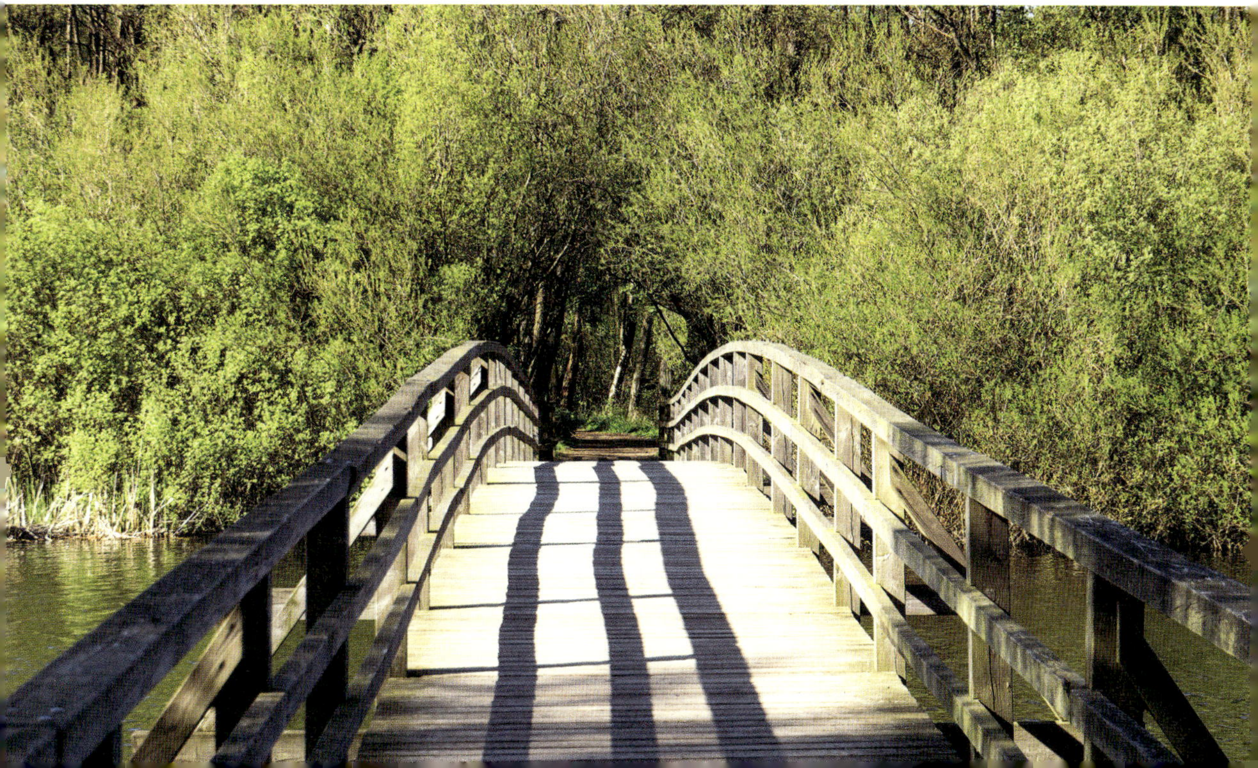

Metta-Meditation

1. Sie können die Metta-Meditation im Sitzen oder im Liegen machen, sogar beim Gehen. Wichtig ist weniger die Haltung, die Sie einnehmen, als die Intention der Güte und Freundlichkeit, die Sie in den Meditationsprozess einbringen. Schließen Sie sanft Ihre Augen oder lassen Sie sie halb geöffnet und schauen Sie entspannt nach unten.

2. Spüren Sie zunächst Ihren Atem. Nehmen Sie die Empfindungen Ihres Atems wahr, wo sie am deutlichsten hervortreten. Das Bewusstsein Ihres Atems stellt eine Verbindung zwischen Körper und Geist her. Fühlen Sie Ihren Atem einige Minuten lang.

3. Wenn Sie so weit sind, achten Sie darauf, ob Ihr Herz ausdrückt, was Sie sich am sehnlichsten für sich wünschen, etwas, das lange anhält und das Sie sich auch für alle anderen Menschen wünschen. Dinge wie: »Möge es mir gut gehen. Möge ich glücklich sein. Möge ich gesund sein. Möge ich frei von Leid und Schmerz sein.«

4. Wiederholen Sie diese Sätze wieder und wieder. Lassen Sie sie in Ihr Herz sinken. Lassen Sie die Worte ein Gefühl der Güte gegenüber sich selbst wecken. Wenn das nicht passiert, machen Sie sich keine Gedanken deswegen – Ihre Intention ist wichtiger als das Gefühl. Wiederholen Sie einfach die Sätze leicht vor sich hin. Lassen Sie die Sätze nachschwingen.

5. Denken Sie jetzt an einen Menschen, der Ihnen wichtig ist, einen guten Freund oder eine Person, die Sie inspiriert. Stellen Sie sich diese Person vor Ihrem geistigen Auge vor und sprechen Sie innerlich für sie dieselben Sätze. Machen Sie sich keine Gedanken, wenn Sie das Bild nicht klar und deutlich vor sich sehen. Ihre Intention funktioniert von selbst. Sagen Sie Sätze wie: »Möge es dir gut gehen. Mögest du glücklich sein. Mögest du gesund sein. Mögest du frei sein von Schmerzen und Leid.«

6. Wenn Sie so weit sind, wählen Sie eine neutrale Person, jemanden, den Sie täglich sehen, für den Sie aber weder besonders positive noch negative Gefühle hegen. Senden Sie auch dieser Person das Gefühl der liebenden Güte mit Ihren Sätzen.

7. Stellen Sie sich nun eine Person vor, mit der Sie nicht gut auskommen, vielleicht jemanden, mit dem Sie in letzter Zeit Probleme hatten. Sprechen Sie innerlich dieselben Sätze, aus vollem Bewusstsein und von Herzen. Das ist schon etwas schwieriger.

8. Denken Sie nun an alle vier Personen: sich selbst, einen Freund, eine neutrale Person und eine problematische Person. Stellen Sie sich alle vor Ihrem geistigen Auge vor oder fühlen Sie ihre Gegenwart. Versuchen Sie, allen diesen Personen gleichermaßen viel liebende Güte zu senden, indem Sie sagen: »Möge es uns gut gehen. Mögen wir glücklich sein. Mögen wir gesund sein. Mögen wir frei sein von Schmerzen und Leid.«

9. Und schließlich richten Sie Ihr Gefühl der liebenden Güte nach außen, an alle Lebewesen. An die Pflanzen, die Tiere des Landes, der Luft und des Meeres. Senden Sie dieses Gefühl der Freundlichkeit, der Fürsorge, der liebenden Güte und des Mitgefühls von Herzen in alle Richtungen: »Möge es allen gut gehen. Mögen alle glücklich sein. Mögen alle gesund sein. Mögen alle frei sein von Schmerzen und Leid.«

Track 13

Die Metta-Meditation ist eine sanfte Methode, Ihren Geist und Ihr Herz von Schmerz und Leid zu befreien.

Bevor Sie die Metta-Meditation ausprobieren, sollten Sie zuerst Erfahrung mit anderen Meditationen gesammelt haben. Arbeiten Sie die hier beschriebene Metta-Meditation Schritt für Schritt durch. Durchlaufen Sie nur so viele Stufen, wie Sie möchten. Gehen Sie sanft mit sich um, und zwar von Anfang an.

Wenn die Metta-Sätze, die ich hier vorschlage, bei Ihnen nicht funktionieren, finden Sie hier weitere Vorschläge. Wählen Sie zwei oder drei davon aus und verwenden Sie sie als Metta-Sätze; Sie können aber auch Ihre eigene Kreativität freisetzen und sich selbst ein oder zwei Sätze ausdenken:

- ✔ Möge ich in Frieden mit mir selbst und allen anderen Lebewesen leben.
- ✔ Möge ich mich annehmen, wie ich bin.
- ✔ Möge ich für die unvermeidlichen Verletzungen, die wir einander zufügen, Vergebung finden.
- ✔ Möge ich in Frieden und Harmonie mit allen Lebewesen leben.
- ✔ Möge ich mich selbst voll und ganz lieben, wie ich jetzt bin, egal was passiert.
- ✔ Möge ich frei sein von den Leiden der Angst und des Ärgers.
- ✔ Möge ich mich selbst bedingungslos lieben.

Die Metta-Meditation kann eine tiefe Heilwirkung entfalten. Haben Sie Geduld mit sich und üben Sie langsam und voller Liebe. Lassen Sie die Sätze aus Ihrem Herzen kommen und warten Sie, was passiert.

Probleme bei Metta-Meditationen überwinden

Bei Metta-Meditationen können einige wenige besondere Probleme auftauchen. Dazu gehören etwa:

- ✔ **Ihnen fällt keine bestimmte Person ein.** Machen Sie sich keine Sorgen. Sie können den jeweiligen Schritt fürs Erste weglassen oder irgendjemanden wählen. Die Intention der liebenden Güte ist wichtiger als die Person, die Sie wählen.
- ✔ **Sie sprechen die Sätze, fühlen aber nichts.** Das ist ganz normal, besonders am Anfang. Stellen Sie sich nach Möglichkeit vor, die Sätze kommen aus Ihrer Brust oder Ihrem Herzen und nicht aus Ihrem Kopf. Auch hier ist das Gefühl nicht so wichtig wie die Haltung der Freundlichkeit während der Übung. Die Gefühle können bei zukünftigen Übungen noch kommen oder auch nicht – darüber müssen Sie sich keine Gedanken machen.
- ✔ **Ihr Geist schweift ständig ab.** Das gehört zum Wesen des Geistes und passiert bei allen Meditationen. Verfahren Sie wie gewohnt: Sobald Sie es feststellen, lenken Sie Ihre Aufmerksamkeit sanft wieder auf die Übung. Jedes Mal, wenn Sie dies tun, fördern Sie die Fähigkeit Ihres Geistes, aufmerksam zu sein.
- ✔ **Sie fühlen sich von Ihren Gefühlen überwältigt.** Das ist eine häufig vorkommende Reaktion. Versuchen Sie es mit dem ersten Satz und senden Sie sich selbst Metta während der gesamten Meditation. Ein einziger Satz für eine ganze Meditation ist völlig in Ordnung. Sie können aber auch die Übung abbrechen und später weitermachen, wenn Sie mögen.

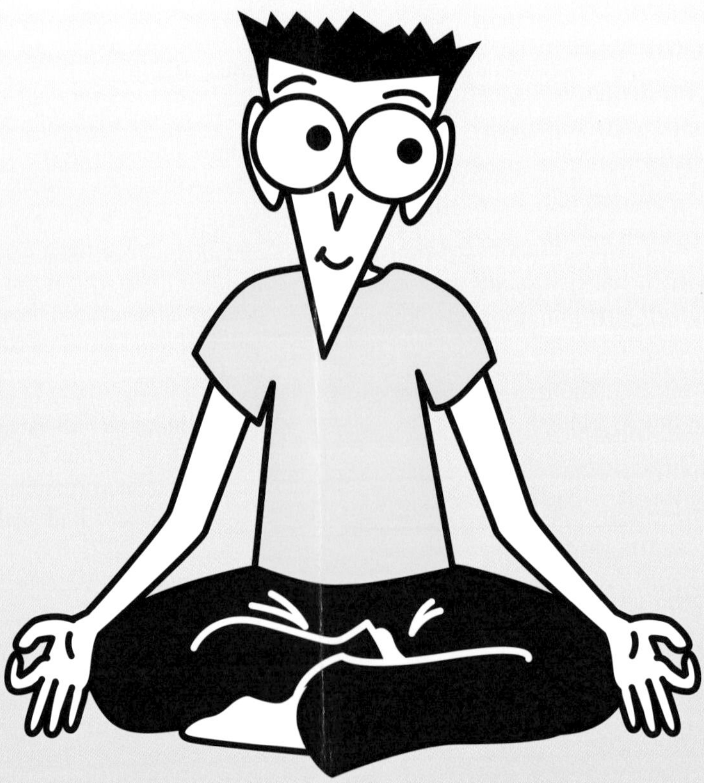

4

Achtsamkeit für sich selbst und andere nutzen

In diesem Kapitel

- ✔ Eine kurze Meditation für alle Fälle
- ✔ Die Qualität Ihrer Beziehungen durch Achtsamkeit verbessern
- ✔ Achtsamkeit in den Arbeitsalltag integrieren
- ✔ Ein Achtsamkeitsprogramm absolvieren

Achtsamkeit kann Ihnen helfen, fürsorglich mit sich selbst und anderen umzugehen. Wesentlich dabei ist, dass Sie sich Ihrer Gedanken, Gefühle und Ihres Körpers, aber auch der Dinge und Menschen um sich herum bewusst werden. Dieses Bewusstsein ermöglicht Ihnen, für Ihre Bedürfnisse und die anderer Menschen sensibel zu werden und sie, so weit wie möglich, zu erfüllen.

Minimeditationen nutzen

Sie müssen nicht täglich stundenlang meditieren, um davon profitieren zu können. Kurze Meditationen in kürzeren Abständen bringen die Entwicklung der Achtsamkeit im Alltag durchaus wirksam voran.

Nach einem anstrengenden Tag genießen Sie es wahrscheinlich, sich eine schöne Tasse Kaffee oder Tee zu gönnen. Dieses Getränk hat indes mehr zu bieten als Flüssigkeit für Ihren Körper. Die damit verbundene Pause gibt Ihnen die Möglichkeit, ein wenig zu entspannen und die Seele baumeln zu lassen. Die dreiminütige Minimeditation, auch *Atempause* oder *Atemraum* genannt, hat etwas von einer Kaffeepause, aber neben dem entspannenden Effekt bietet sie Ihnen die Möglichkeit herauszufinden, was in Ihrem Körper, Ihrem Geist und Ihrem Herzen vorgeht – nicht um Gefühle oder Gedanken loszuwerden, sondern um sie mit klarerem Blick zu betrachten.

Die Atempause üben

Sie können die Atempause mehr oder weniger immer und überall üben. Sie besteht aus drei verschiedenen Stufen, in denen Sie sich nacheinander auf Ihr Bewusstsein, Ihren Atem und Ihren Körper konzentrieren. Die Übung muss nicht genau drei Minuten dauern – Sie können verlängern oder verkürzen, je nachdem, wo Sie gerade sind und wie viel Zeit Sie haben. Reicht Ihre Zeit nur aus, drei Atemzügen nachzuspüren, ist das in Ordnung. Auch das kann sich tief greifend auswirken.

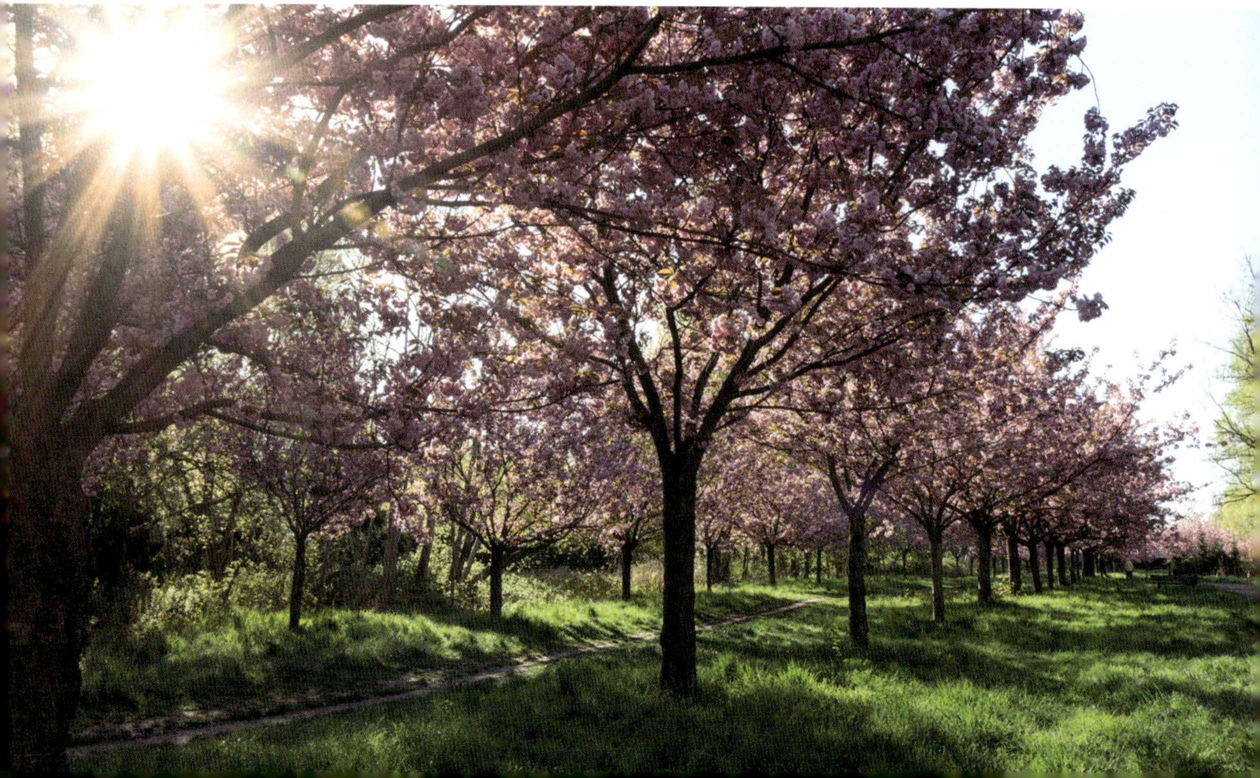

Dreistufige Minimeditation: Atempause beziehungsweise Atemraum

Beginnen Sie diese kurze Atemraum-Meditation, indem Sie eine sitzende oder stehende Haltung einnehmen, mit relativ geradem Rücken. Wenn Sie möchten, können Sie Ihre Augen schließen.

1. Erster Schritt: Öffnen Sie Ihre Aufmerksamkeit weit … machen Sie sich Ihre Körperempfindungen bewusst. Welche Teile Ihres Körpers sind angespannt? Welche sind entspannt?

   Wie fühlt sich Ihr Körper an?

   Machen Sie sich Ihre Gedanken bewusst. Was geht Ihnen im Moment durch den Kopf?

   Machen Sie sich jetzt Ihre Gefühle bewusst. Welche Gefühle empfinden Sie im Moment?

2. Zweiter Schritt: Bewusstsein des Atmens.

   Sammeln Sie sich und lenken Sie Ihre Aufmerksamkeit auf Ihre Atmung im Bereich Ihres Zwerchfells.

   Spüren Sie, wie Sie einatmen und wie Sie ausatmen.

   Halten Sie Ihre Aufmerksamkeit im Bereich des Zwerchfells, so gut Sie können.

   Nehmen Sie Ihren Atemrhythmus und die Tiefe Ihrer Atemzüge wahr, so wie sie sind, und nehmen Sie es an, wie es ist.

3. Dritter Schritt: Erweiterte Aufmerksamkeit.

   Dehnen Sie Ihre Aufmerksamkeit auf Ihren Körper aus. Nehmen Sie die Empfindungen Ihres Atmens als Teil Ihres Körpers wahr. Fühlen Sie Ihren Körper atmen, einschließlich der Haut.

   Öffnen Sie sich für alle Empfindungen, die von einem Augenblick zum anderen auftauchen, soweit Sie das können – ob angenehm oder unangenehm –, und nehmen Sie Ihre Erfahrungen an, so gut Sie es können.

Track 14

Sie können sich die Atempause wie eine Sanduhr vorstellen. Am Anfang ist Ihre Aufmerksamkeit weit und offen, dann verengt sie sich in der zweiten Stufe und konzentriert sich auf Ihren Atem, um sich in der dritten Stufe dann wieder zu erweitern und auszubreiten. Folgende positive Wirkungen können Sie dabei erfahren:

- **Sie wechseln vom Handlungsmodus in den ruhigen Seinsmodus des Geistes,** in dem Sie die Dinge anerkennen, wie sie sind. (Details über den Handlungs- und den Seinsmodus finden Sie in Kapitel 2.)
- **Ihre Selbstbewusstheit wächst.** Sie werden sich immer stärker bewusst, wie Ihr Körper fühlt, welche Gedanken Ihnen im Kopf herumgehen und was Sie im gegenwärtigen Augenblick fühlen und brauchen.

- **Sie eröffnen sich mehr Möglichkeiten, bewusste Entscheidungen zu treffen.** Wenn Sie die Atempause üben, treten Sie ein paar Schritte von Ihrer Erfahrung zurück und sehen das Gesamtbild oder die Situation, in der Sie sich befinden. Wenn ein Problem auftaucht, können Sie – statt mit einer Kurzschlussreaktion – auf der Basis Ihres ganzen Wissens und Ihrer Erfahrungen eine weisere Entscheidung treffen.
- **Sie schalten den Autopiloten ab.** Die Atempause hilft Ihnen, wieder eine Verbindung zu Ihren Sinnen herzustellen, damit Sie den gegenwärtigen Augenblick auch tatsächlich erleben. (Mehr über den Autopiloten erfahren Sie in Kapitel 2.)
- **Sie werden zum Beobachter Ihrer Erfahrungen, anstatt sich von ihnen gefangen zu fühlen.** Durch die Atempause schaffen Sie einen Abstand zwischen Ihnen und Ihrer Innenwelt. Ihre Gedanken und Gefühle können in völligem Aufruhr sein, doch Sie beobachten sie einfach und sind davon unberührt, als würden Sie im Kino sitzen und einen Film ansehen.
- **Sie sehen die Dinge aus einer anderen Perspektive.** Haben Sie schon einmal einen Kommentar zu persönlich genommen? Anstatt unmittelbar zu reagieren und sich angegriffen zu fühlen, könnten Sie sich folgende Fragen stellen: Stand die andere Person unter Stress? Machen Sie aus einer Mücke einen Elefanten? Wenn Sie sich eine Atempause gönnen, können Sie die Dinge in einem anderen Licht sehen.
- **Sie schlagen eine Brücke zwischen der formalen und der formlosen Meditation.** Die Atempause ist eine formale Übung, weil Sie sich dafür etwas Zeit nehmen, und gleichzeitig formlos, weil Sie sie in Ihren Alltag integrieren können.
- **Sie schaffen Raum für neue Ideen.** Solange Ihr Kopf voll ist, können Sie nicht klar denken. Die Atempause ist vielleicht genau das, was Ihnen hilft, wenn es um intelligente Einsichten oder kreative Ideen geht.

Eine Atempause zwischen verschiedenen Aktivitäten

Richten Sie sich darauf ein, die Atempause dreimal am Tag zu üben. Hier ein paar Zeitpunkte, die sich dafür anbieten:

- **Vor oder nach den Mahlzeiten:** So schaffen Sie sich einen festen Zeitpunkt zum Üben und erinnern sich außerdem daran, Ihr Essen richtig zu würdigen. Wenn Sie nicht drei Minuten Zeit haben, fühlen Sie drei Atemzüge, bevor Sie zum Besteck greifen.
- **Zwischen zwei Aktivitäten:** Kurze Pausen zwischen den Alltagsaufgaben sind immer sehr erfrischend. Forscher haben herausgefunden, dass bereits drei achtsame Atemzüge die Physiologie des Körpers verändern, den Blutdruck senken und die Muskelanspannung reduzieren können.
- **Beim Aufwachen oder vor dem Schlafengehen:** Eine kurze Meditation vor dem Aufstehen kann eine gesunde Erfahrung sein. Sie können im Bett liegen bleiben und Ihr Atmen genießen. Sie können sich aber auch hinsetzen und die Atempause üben. Eine Atempause vor dem Zubettgehen kann Ihren Geist beruhigen und einen tieferen und erholsameren Schlaf anbahnen.
- **Wenn problematische Gedanken oder Gefühle auftauchen:** Wenn Sie sich der Natur Ihrer Gedanken bewusst werden und ihnen mit Wohlwollen und Neugier zuhören, können Sie Ihr Verhältnis zu ihnen ändern. Eine achtsame Beziehung zu den eigenen Gedanken und Gefühlen führt zu einer völlig anderen Erfahrung.

Achtsam für das eigene Wohlergehen sorgen

Haben Sie schon einmal die Sicherheitsanweisungen im Flugzeug gehört? Im Falle eines Notfalls bittet Sie die Crew, zuerst die Sauerstoffmaske anzulegen, bevor Sie daran denken, anderen Passagieren zu helfen, selbst wenn es sich um Ihr Kind handeln sollte. Der Grund dafür liegt auf der Hand. Wenn Sie selbst nicht atmen können, wie wollen Sie dann jemand anderem helfen? Für das eigene Wohlergehen zu sorgen, ist nicht nur in Notfällen erforderlich. Auch im normalen Alltag müssen Sie sich um Ihre Bedürfnisse kümmern. Wenn Sie es nicht tun, leiden nicht nur Sie, sondern auch alle anderen Menschen, die mit Ihnen zu tun haben oder von Ihnen abhängen. Es ist nicht egoistisch, sich um sich selbst zu kümmern – es ist die beste Art, anderen Menschen optimal helfen zu können. Regelmäßig essen, schlafen, Sport treiben und meditieren, all das sind Dinge, mit denen Sie für Ihr eigenes Wohlergehen und damit auch für das der anderen Menschen in Ihrem Leben sorgen können.

Achtsam Sport treiben

Regelmäßiger Sport ist gut für Körper und Geist, das zeigen Tausende wissenschaftlich fundierte Studien. Wenn Sie bereits für regelmäßige Bewegung sorgen, kennen Sie die Vorteile. Wenn nicht, können Sie einfach mit Walking anfangen. Walking ist ein aerober Sport und lässt sich auch mit Achtsamkeit verbinden (zum Beispiel in Form einer Geh-Meditation). Darauf können Sie dann irgendwann auch etwas anstrengendere Sportarten aufbauen, die Ihnen

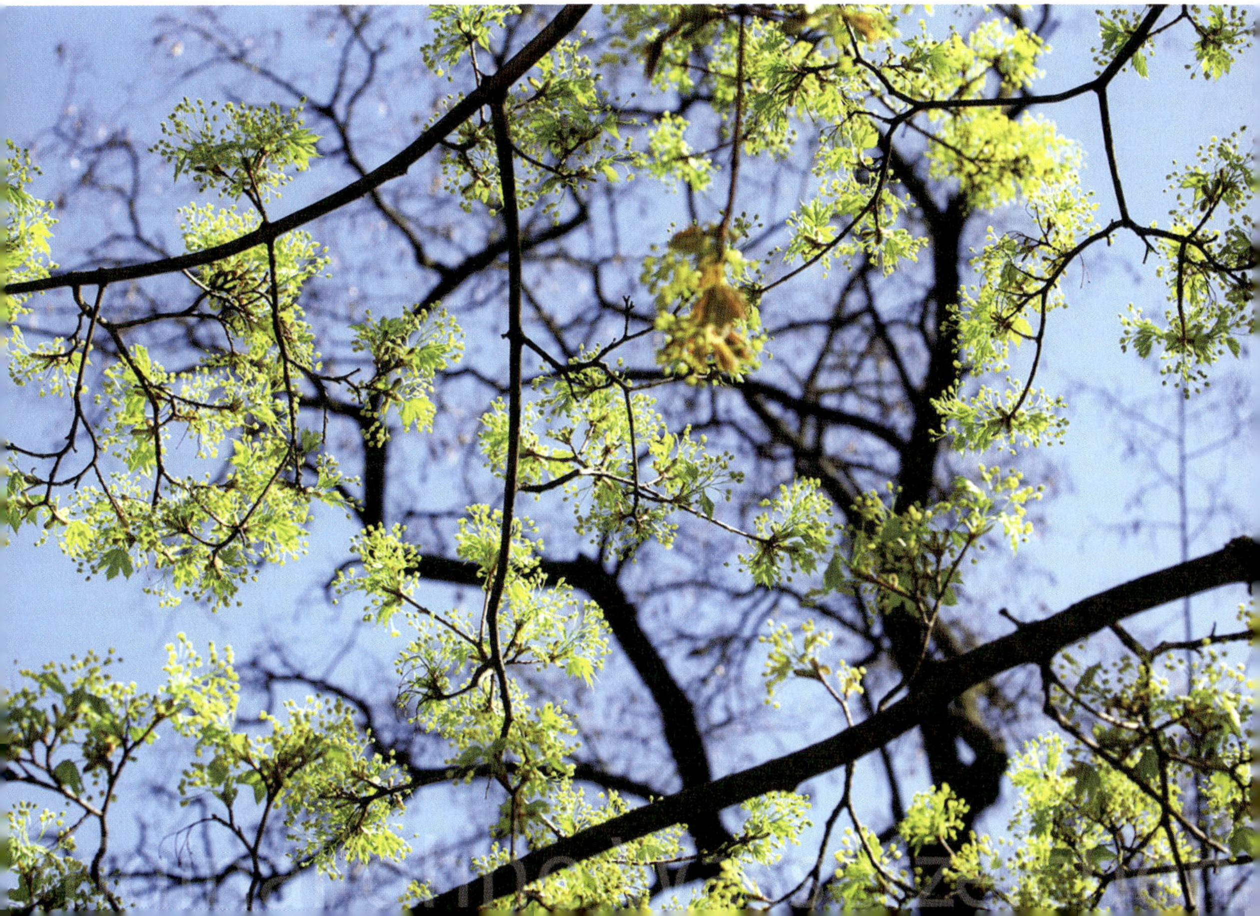

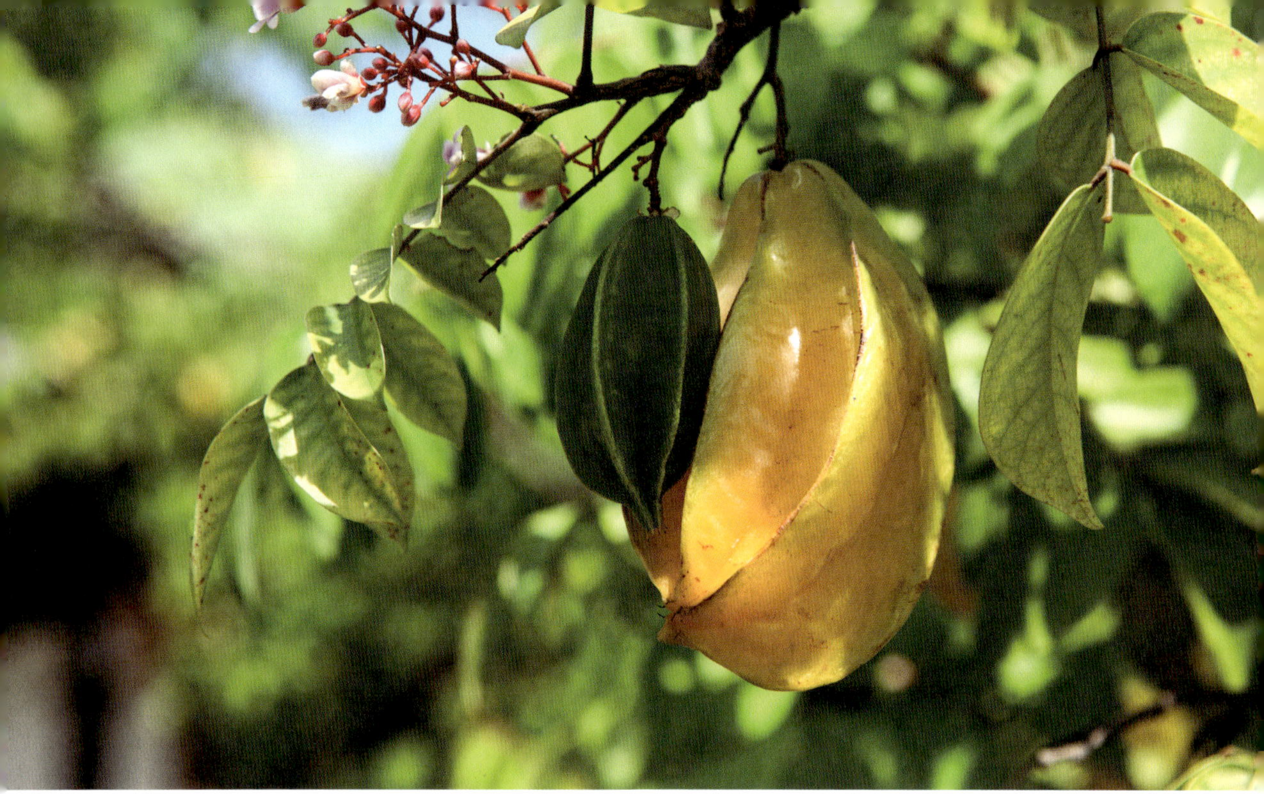

Spaß machen. Gehen Sie an jede neue sportliche Einheit mit einer achtsamen Haltung heran – seien Sie neugierig darauf, was passiert, lassen Sie sich eine Weile auf unangenehme Empfindungen ein, erkunden Sie den Grat zwischen Wohlfühlen und Schmerz und nehmen Sie auch Ihre Umgebung wahr.

Wenn Sie beispielsweise joggen, lassen Sie Ihren MP3-Player und die Kopfhörer zu Hause. Versuchen Sie, an der frischen Luft zu laufen statt auf dem Laufband – Ihre Sinne haben draußen mehr Anknüpfungspunkte. Fangen Sie damit an, dass Sie beim Gehen zehnmal achtsam einatmen und ausatmen. Werden Sie sich Ihres Körpers als Ganzes bewusst. Steigern Sie Ihre Geschwindigkeit langsam vom Gehen über schnelles Gehen zum Laufen. Nehmen Sie wahr, wie schnell sich Ihre Atemfrequenz ändert, und konzentrieren Sie sich wieder auf Ihren Atem, sobald Ihr Geist vom gegenwärtigen Augenblick abzuschweifen beginnt. Fühlen Sie Ihren Herzschlag und den Rhythmus Ihrer Füße auf dem Boden. Achten Sie darauf, ob irgendwelche Bereiche Ihres Körpers angespannter sind als nötig. Genießen Sie den Wind in Ihrem Gesicht und die Wärme Ihres Körpers. Beobachten Sie, welche Gedanken auftauchen, wenn Sie laufen, ohne sie in irgendeiner Weise zu beurteilen. Machen Sie sich am Ende des Laufes bewusst, wie Sie sich fühlen. Versuchen Sie, eine Minimeditation anzuschließen, und nehmen Sie wahr, wie sie sich auswirkt.

Beim Schwimmen fangen Sie am besten schon auf dem Weg zum Becken mit achtsamem Atmen an. Nehmen Sie wahr, wie das Wasser auf Ihren Körper wirkt, während Sie langsam hineingleiten. Welche Gedanken tauchen bei Ihnen auf? Fühlen Sie den Kontakt Ihrer Arme und Beine mit dem Wasser, wenn Sie zu schwimmen beginnen. Wie fühlt sich das Wasser an? Seien Sie dankbar dafür, dass Sie schwimmen können und Zugang zum Wasser haben. Lassen Sie sich auf den Rhythmus der Schwimmbewegungen ein. Machen Sie sich Ihren Herzschlag, Ihre Atemfrequenz und die Muskeln in Ihrem Körper bewusst. Wenn Sie fertig sind, beobachten Sie, wie sich Ihr Körper und Ihr Geist fühlen.

Schlafvorbereitung durch Achtsamkeit

Der für Ihr Wohlbefinden so wichtige Schlaf gehört zu den ersten Dingen, die sich verbessern, wenn Sie einen Achtsamkeitskurs machen. Sie werden besser schlafen und Ihr Schlaf wird tiefer sein.

Wenn Sie schlafen, lösen Sie sich völlig von der Welt. Es ist jedoch nicht möglich, aktiv einzuschlafen – Sie müssen es geschehen *lassen*. In dieser Hinsicht ist der Schlaf mit der Achtsamkeit zu vergleichen. Wenn Sie *versuchen* einzuschlafen, bemühen Sie sich in einem bestimmten Maß. Das ist aber genau das Gegenteil von loslassen.

Die folgenden Tipps können Ihnen helfen, mit Achtsamkeit in den Schlaf zu finden:

- ✔ Halten Sie sich möglichst an die gleichen Schlafens- und Aufwachzeiten. Wenn Sie an einem Tag früh aufstehen und am nächsten sehr spät, bringen Sie Ihre innere Uhr durcheinander und verursachen möglicherweise Schlafprobleme.
- ✔ Vermeiden Sie eine Überstimulierung durch Fernsehen oder Computer vor dem Schlafengehen.
- ✔ Versuchen Sie es mit formalen Achtsamkeitsübungen wie der Sitz-Meditation oder dem Body-Scan, bevor Sie zu Bett gehen.
- ✔ Versuchen Sie es mit Yoga-Übungen oder sanftem Stretching, bevor Sie zu Bett gehen. Denken Sie an Katzen, die sich erst einmal strecken, bevor sie sich zusammenrollen und ein Nickerchen machen. Auch Ihnen kann es weiterhelfen, sich zu entspannen und Ihre Muskelanspannung zu lösen.
- ✔ Machen Sie eine kurze Geh-Übung, bevor Sie ins Bett gehen. Nehmen Sie sich fünf oder zehn Minuten Zeit, um ein paar Schritte zu machen und währenddessen alle Empfindungen in Ihrem Körper zu spüren.
- ✔ Spüren Sie, wie Sie einatmen und ausatmen, wenn Sie im Bett liegen. Atmen Sie zehn Mal ein und aus. Jedes Mal, wenn Ihr Geist abschweift, fangen Sie wieder bei eins an.
- ✔ Wenn Sie im Bett liegen und sich Gedanken machen, vielleicht darüber, dass Sie nicht einschlafen können, akzeptieren Sie diese Gedanken. Wenn Sie sich dagegen wehren, werden die Gedanken nur noch stärker. Registrieren Sie sie und lenken Sie Ihre Aufmerksamkeit einfach wieder auf Ihren Atem.

Versuchen Sie, sich nicht allzu viele Gedanken zu machen, wenn Sie weniger als sonst schlafen. Die Sorge um zu wenig Schlaf führt in einen Teufelskreis. Viele Menschen schlafen weit weniger als acht Stunden pro Nacht und die meisten Menschen haben ab und zu eine schlechte Nacht. Nicht schlafen zu können heißt nicht, dass mit Ihnen etwas nicht in Ordnung ist, und Schlafmangel ist für Ihre Gesundheit nicht das schlimmste Übel.

Arbeit und Privatleben achtsam unter einen Hut bringen

Arbeit, Familie und Privatleben miteinander vereinbaren heißt, Arbeit und Karriereambitionen auf der einen und Privatleben, Familie, Freizeit und spirituelles Leben auf der anderen Seite möglichst ausgewogen zu berücksichtigen. Man spricht in diesem Zusammenhang auch oft von der *Work-Life-Balance*. Zu viel Arbeit kann sich negativ auf andere wichtige Bereiche auswirken.

Ausgewogenheit zwischen Arbeit und Privatleben erkunden

1. Setzen Sie sich aufrecht und bequem hin, sodass Sie ein Gefühl der Würde und Stabilität empfinden.
2. Machen Sie sich Ihren Körper mit all seinen wechselnden Empfindungen bewusst.
3. Lenken Sie Ihre Aufmerksamkeit auf das Einatmen und Ausatmen. Erlauben Sie Ihrem Geist, sich auf das Gefühl des Atmens einzulassen.
4. Beobachten Sie die Ausgewogenheit Ihres Atems. Nehmen Sie wahr, dass Sie mit dem Einatmen ganz natürlich aufhören, wenn es so weit ist, genau wie mit dem Ausatmen. Sie müssen gar nichts dazu tun – es passiert von selbst. Genießen Sie den Strom Ihres Atems.
5. Wenn Sie so weit sind, denken Sie ein paar Minuten über die folgende Frage nach: Was kann ich tun, um eine weisere und gesündere Ausgewogenheit in mein Leben zu bringen?
6. Kehren Sie zu den Empfindungen des Atmens zurück. Warten Sie ab, welche Ideen auftauchen.
7. Schließen Sie die Meditation ab und notieren Sie sich die Ideen, die in Ihnen entstanden sind.

Track 15

Achtsamkeit in Beziehungen

Wir Menschen sind Gemeinschaftstiere. Unsere Gehirne sind dementsprechend geschaltet. Es ist sehr schwierig, ohne Beziehungen zu anderen Menschen zurechtzukommen. Forschungsarbeiten zeigen deutlich, dass nichts das Glücksempfinden so beeinflusst wie gesunde Beziehungen. Die Psychologen haben herausgefunden, dass es dabei nicht so sehr auf die Anzahl als vielmehr auf die Qualität der Beziehungen ankommt. Diese Qualität können Sie mithilfe der Achtsamkeit verbessern.

Fangen Sie mit Ihrer Beziehung zu sich selbst an

Bäume müssen starken Stürmen widerstehen, und das können sie nur, wenn sie starke Wurzeln haben, die sie in der Erde verankern. Wenn die Wurzeln nicht tief genug reichen, kann ein Baum nicht aufrecht stehen. Je länger und stärker die Wurzeln sind, desto größer und weitverzweigter sind die Äste, die der Baum hervorbringen kann. In der gleichen Weise müssen Sie Ihre Beziehung zu sich selbst mit Nahrung versorgen, damit Sie Ihre Äste weit genug ausstrecken können, um bedeutungsvolle und erfüllende Beziehungen zu anderen zu entwickeln.

Die folgenden Tipps können Ihnen helfen, Ihre Beziehung zu sich selbst durch eine achtsame Haltung zu verbessern:

- ✔ **Legen Sie Ihre Intention fest.** Bauen Sie auf der klaren Intention auf, damit anzufangen, sich selbst zu lieben und fürsorglich mit sich umzugehen. Das hat nichts mit Egoismus zu tun. Sie wässern nur Ihre eigenen Wurzeln, damit Sie anderen helfen können.

- **Sehen Sie ein, dass niemand perfekt ist.** Vielleicht haben Sie hohe Erwartungen an sich selbst. Versuchen Sie, sich von diesen Erwartungen zu lösen, wenigstens ein bisschen. Versuchen Sie, zumindest einen Aspekt Ihrer Person, den Sie nicht mögen, zu akzeptieren. Schon der kleinste Schritt kann viel bewirken und eine positive Kettenreaktion in Gang setzen, die Ihr Leben verbessert.
- **Halten Sie sich mit Selbstkritik zurück.** Wenn Sie Achtsamkeit üben, werden Sie sich Ihrer Gedanken bewusster. Sie werden vielleicht überrascht sein, eine harte, selbstkritische innere Stimme zu hören, die Sie ausschimpft. Treten Sie einen Schritt von dieser Stimme zurück und machen Sie sich bewusst, dass Sie nicht mit Ihren Gedanken identisch sind. Wenn Ihnen das klar wird, verlieren Ihre Gedanken an Schärfe und Macht.
- **Gehen Sie wohlwollend mit sich um.** Nehmen Sie Ihre positiven Eigenschaften wahr, egal wie unscheinbar und unwichtig sie Ihnen erscheinen mögen. Erkennen Sie sie an, anstatt nach negativen Aspekten oder Dingen zu suchen, die Sie nicht können.
- **Vergeben Sie sich selbst.** Denken Sie daran, dass Sie nicht perfekt sind. Sie machen Fehler. Diese Fehler machen uns zu Menschen. Wenn Sie verstehen, dass Sie in dem, was Sie tun, nicht perfekt sein und nicht immer alles richtig machen können, sind Sie eher in der Lage, sich selbst zu vergeben.
- **Seien Sie dankbar.** Entwickeln Sie eine dankbare Haltung. Versuchen Sie, dankbar zu sein für alles, was Sie haben und was Sie können. Können Sie sehen, denken, fühlen, laufen? Haben Sie zu essen, ein Dach über dem Kopf und Kleidung? Nutzen Sie die Achtsamkeit, um sich bewusst zu machen, was Sie alles haben. Schreiben Sie jeden Abend vor dem Zubettgehen drei Dinge auf, für die Sie dankbar sind.
- **Üben Sie Metta-Meditationen.** Diese Meditationen sind wahrscheinlich die beste und wirkungsvollste Möglichkeit, eine tiefere, wohlwollendere und erfüllendere Beziehung zu sich selbst zu entwickeln (siehe Kapitel 3).

Sich auf tiefes Zuhören einlassen

Tiefes oder achtsames Zuhören setzt voraus, dass Sie mit mehr als nur Ihren Ohren zuhören. Sie müssen dabei Ihren Geist und Ihr Herz miteinbeziehen – Ihr ganzes Sein. Wenn Sie sich auf tiefes Zuhören einlassen, geben Sie uneingeschränkt. Sie lassen all Ihre Gedanken, Ideen, Meinungen und Überzeugungen beiseite und hören nur zu.

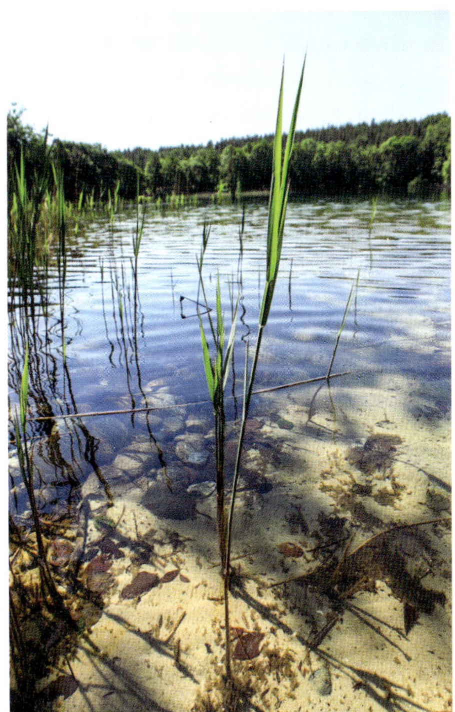

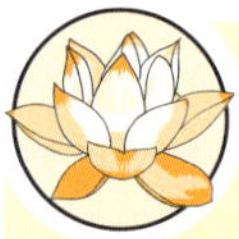

Tiefes Zuhören ist heilsam. Mit heilsam meine ich, dass die Person, der zugehört wird, ein tiefes Gefühl der Erleichterung empfindet und Frustrationen, Ängste oder Trauer herauslässt. Durch tiefes Zuhören kommt es zu einer echten Kommunikation – Menschen sind mehr als an allem anderen daran interessiert, dass man ihnen zuhört.

Tiefes Zuhören entspringt einer inneren Ruhe. Wenn Ihr Geist in Aufruhr ist, wird es schwierig, richtig zuzuhören. Sie sollten sich dann besser zurückziehen und Ihrem Atem oder Ihren eigenen Gedanken zuhören. Dadurch geben Sie Ihren Gedanken Raum, sich aus dem Unbewussten zu lösen, und lassen sie so frei.

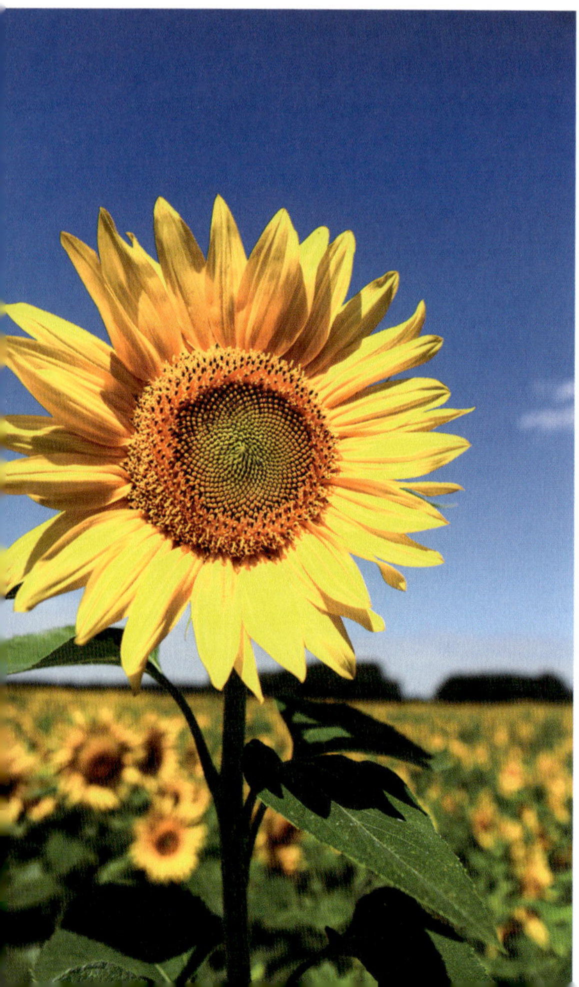

Und so hören sie jemandem tief und achtsam zu:

- ✔ Hören Sie auf, irgendetwas anderes zu machen. Nehmen Sie sich vor, tief zuzuhören.
- ✔ Sehen Sie der Person, der Sie zuhören, in die Augen, wenn sie spricht.
- ✔ Stellen Sie alle eigenen Bedenken und Sorgen zurück.
- ✔ Hören Sie zu, was die Person sagt, und achten Sie darauf, wie sie es sagt.
- ✔ Beobachten Sie die Haltung und den Ton der Stimme, während Sie zuhören.
- ✔ Nehmen Sie die automatischen Gedanken wahr, die beim Zuhören in Ihrem Kopf auftauchen. Tun Sie Ihr Bestes, sie loszulassen, und kehren Sie wieder zum Zuhören zurück.
- ✔ Stellen Sie Fragen, wenn es Ihnen notwendig erscheint. Achten Sie aber darauf, dass es echte und offene Fragen sind, die nicht vom Thema wegführen. Ihre Fragen sollten das Gespräch behutsam vertiefen.
- ✔ Bleiben Sie frei von Urteilen, soweit Sie das können. Urteilen ist Denken und nicht mehr tiefes Zuhören.
- ✔ Befreien Sie sich von dem Gedanken, das Problem lösen oder der Person eine Antwort geben zu müssen.

Wenn Sie einem Menschen Raum und Zeit zum Reden geben, ohne zu urteilen, fängt er an, sich selbst zuzuhören. Was er sagt, wird ihm klar und deutlich. Oft ist es dann so, dass sich eine Lösung ganz natürlich ergibt. Er kennt sich selbst viel besser als Sie ihn. Wenn Sie in dem Gespräch gleich auf eine Lösung zumarschieren, hat Ihr Gesprächspartner weniger Möglichkeiten, mit Ihnen zu kommunizieren. Wenn Sie also zuhören, hören Sie einfach nur zu.

Sich Erwartungen bewusst machen

Erinnern Sie sich an das letzte Mal, als Sie jemand verärgert hat. Welche Erwartungen hatten Sie an diese Person? Was hätte diese Person Ihrer Meinung nach sagen oder tun sollen?

Je mehr und je höhere Erwartungen Sie an andere haben, desto schwieriger werden Ihre Beziehungen – für Sie selbst und für die anderen Menschen. Wenn jemand nicht Ihre Erwartungen erfüllt, reagieren Sie möglicherweise mit Ärger, Traurigkeit, Frust oder Eifersucht. Das sind bis zu einem gewissen Grad natürliche Gefühle, aber wenn sie zu häufig und zu intensiv auftreten, wirkt sich der Überschuss an negativen Gefühlen schädlich auf Ihre Gesundheit und Ihr Wohlbefinden aus. Darüber hinaus sorgen Sie mit Ihren Erwartungen und emotionalen Reaktionen auf enttäuschte Erwartungen nicht unbedingt dafür, dass sich andere Menschen ändern, besonders wenn Sie sie mit Ihren emotionalen Ausbrüchen plagen.

Wenn Sie das nächste Mal genervt, verärgert oder traurig sind, weil Ihre Erwartungen nicht erfüllt werden, versuchen Sie die folgende Achtsamkeitsübung. Sie hilft Ihnen, anstelle einer emotionalen oder verbalen Reaktion eine achtsame und ausgewogene Antwort zu finden.

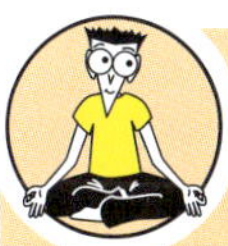

Mit nicht erfüllten Erwartungen umgehen

1. Sagen Sie (noch) nichts.
2. Machen Sie sich Ihren Atem bewusst, ohne ihn zu verändern.

   Atmen Sie tief oder flach? Atmen Sie langsam oder schnell? Wenn Sie das nicht spüren können, zählen Sie einfach mit, bis Sie zehnmal ausgeatmet haben.
3. Nehmen Sie die Empfindungen in Ihrem Körper wahr.

   Fühlen Sie den Schmerz über die unerfüllten Erwartungen in der Magengegend, in den Schultern oder an einer anderen Stelle? Atmen Sie in den betroffenen Bereich und warten Sie ab, was passiert.
4. Stellen Sie sich vor, Ihr Atem fließt in diesen Teil Ihres Körpers.

   Fühlen Sie dies mit einem Gefühl des Wohlwollens und der Neugier. Atmen Sie in diesen Teil hinein und warten Sie ab, was passiert.
5. Treten Sie innerlich einen Schritt zurück. Machen Sie sich den Abstand zwischen sich als Beobachter und den Gedanken und Gefühlen bewusst, die Sie beobachten.

   Nehmen Sie wahr, dass Sie von ihnen getrennt und deshalb von ihnen frei sind. Sie wechseln in den Beobachtermodus, schaffen etwas Abstand und sehen sich die Situation insgesamt aus der Vogelperspektive an. Das ist zwar leichter gesagt als getan, aber mit zunehmender Übung werden Sie es nach und nach schaffen.
6. Wenn es nötig ist, setzen Sie sich noch einmal mit der betreffenden Person zusammen und sprechen Sie mit ihr in diesem weiseren, gefassteren Geisteszustand.

   Sprechen Sie erst, wenn Sie gefasst und ruhig sind. Oft ist es so, dass Sie zwar kurzfristig bekommen, was Sie wollen, wenn Sie Ihrem Ärger Luft machen, aber langfristig werden Sie andere Menschen damit verprellen. Verlassen Sie sich auf Ihr Gespür.

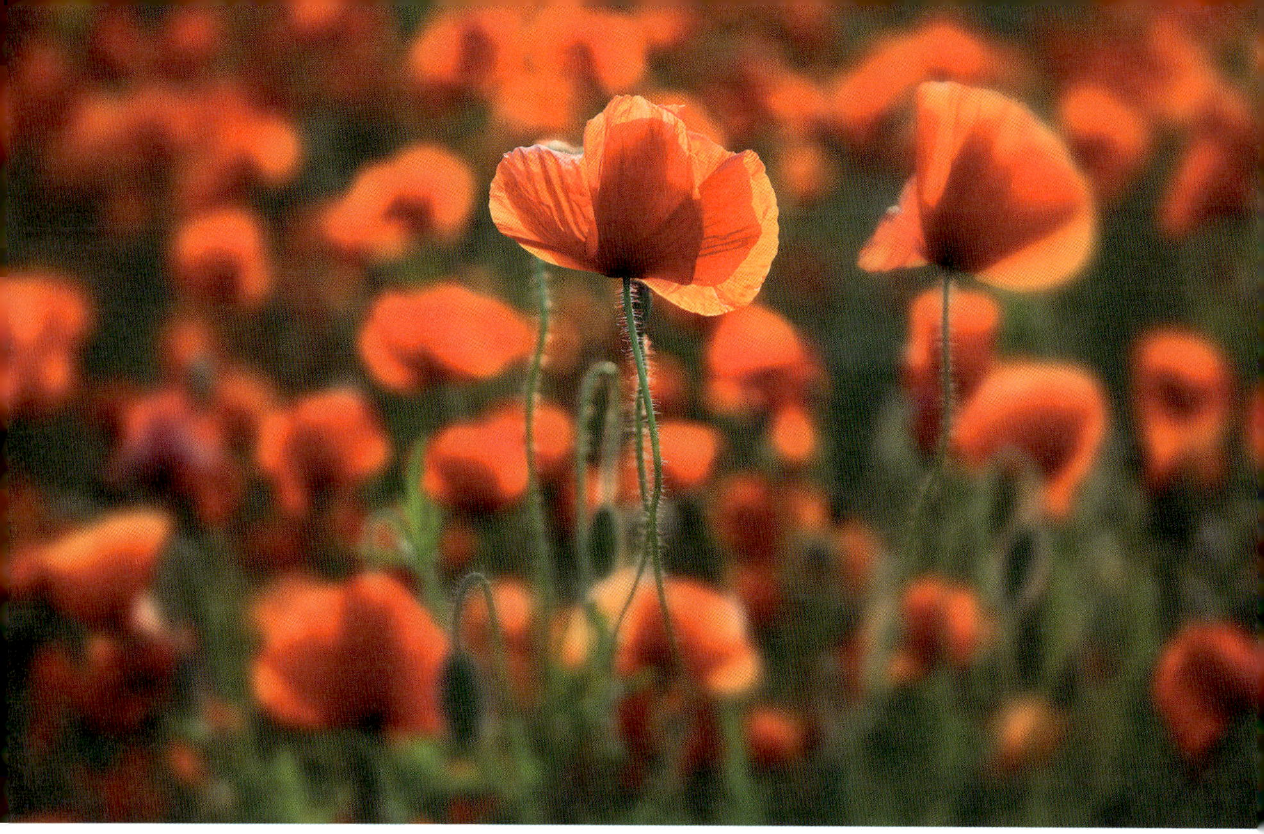

In den Spiegel der Beziehungen schauen

Alle Beziehungen sind ein Spiegel, die zu einem Partner genau wie die zu einem Arbeitskollegen. In diesem Spiegel können Sie Ihre eigenen Wünsche, Urteile, Erwartungen und Bindungen erkennen. Versuchen Sie loszulassen, was Sie sich von einer Beziehung wünschen, so wie Sie es in der Meditation tun. Lassen Sie die Beziehung einfach so sein, wie sie ist, und lassen Sie zu, dass sie sich von einem Augenblick zum anderen entfaltet.

Hier einige Fragen, die Sie sich stellen können, wenn Sie sich im Spiegel Ihrer Beziehungen betrachten:

- ✔ **Verhalten:** Wie verhalte ich mich in verschiedenen Beziehungen? Welche Art Sprache verwende ich? Wie ist der Ton meiner Stimme? Benutze ich immer dieselben Wörter und Sätze? Was passiert, wenn ich weniger rede oder mehr? Nehmen Sie Ihre Körpersprache wahr.
- ✔ **Gefühle:** Wie fühlen Sie sich in verschiedenen Beziehungen? Verursachen bestimmte Menschen oder Themen Angst oder Ärger oder Trauer? Nähern Sie sich Ihren Gefühlen, wenn Sie mit anderen Menschen zusammen sind, ohne darüber zu urteilen, und warten Sie ab, wie sich das auswirkt.
- ✔ **Gedanken:** Welche Art Gedanken tauchen in verschiedenen Beziehungen auf? Was passiert, wenn Sie Ihre Gedanken als bloße Gedanken beobachten, und nicht als Tatsachen? Wie werden Ihre Gedanken von Ihren Gefühlen beeinflusst? Wie beeinflussen Ihre Gedanken Ihre Beziehungen?

Der achtsame Umgang mit Beziehungen ist schwieriger, als es sich anhört. Man ist schnell im Augenblick gefangen und steckt mit seiner Aufmerksamkeit in der Falle. Durch regelmäßige Achtsamkeitsübungen wird Ihr Bewusstsein jedoch nach und nach zunehmen und es Ihnen leichter machen, achtsam zu sein. Sie werden sehen, es lohnt sich.

Verantwortung für die eigenen Gefühle übernehmen

»Du machst mich böse.« »Du nervst mich.« »Du machst nur Stress.« Wenn Sie sich solche Sätze sagen hören oder auch nur denken, übernehmen Sie nicht wirklich die Verantwortung für Ihre Gefühle. Sie schieben jemand anderem die Schuld dafür zu, wie Sie sich fühlen. Das mag Ihnen ganz natürlich erscheinen. In Wahrheit aber kann niemand etwas dafür, wie Sie sich fühlen. Wie Sie sich fühlen, wird davon bestimmt, was Sie über die jeweilige Situation denken. Nehmen wir an, ich schütte eine Tasse Tee über einen Bericht, an dem Sie gerade arbeiten. Wenn Sie glauben, ich habe das mit Absicht gemacht, denken Sie wahrscheinlich »Du hast meine ganze Arbeit zunichtegemacht, du Idiot« und sind verärgert und in heller Aufregung. Sie geben mir die Schuld für Ihren Ärger. Betrachten Sie das Ganze als Missgeschick und gehen davon aus, dass ich vielleicht müde war, denken Sie »Das kann ja mal passieren – hoffentlich geht es ihm gut« und reagieren mitfühlend. Das jeweilige Gefühl wird durch Ihre Gedanken geweckt, nicht durch die handelnde Person oder die Situation selbst. Empfinden Sie einfach Ihr Gefühl, anstatt jemand anders für Ihren Ärger verantwortlich zu machen. Nehmen Sie wahr, wo es sich in Ihrem Körper zeigt. Beobachten Sie auch, wie es sich auf Ihr Atmen auswirkt. Betrachten Sie es mit einem Gefühl der Fürsorge. Ihre Beziehung zu Ihrem Ärger ist dann nicht mehr von Hass, sondern von Neugier geprägt, und das ermöglicht Ihnen, den Ärger als Lernmöglichkeit zu betrachten statt als Problem.

Schwierige Menschen neu kennenlernen

Beziehungen bauen auf einer gemeinsamen Geschichte auf, die Sie mit einer anderen Person verbindet. Immer wenn Sie einen anderen Menschen treffen, holt Ihr Gehirn die Erinnerungsakte zu diesem Menschen heraus und stellt eine Verbindung zu Ihren bisherigen Erfahrungen mit ihm her. Das ist sicher praktisch und gut, wenn Sie einen guten alten Freund treffen, aber wie sieht es aus, wenn Sie mit jemandem zusammenkommen, mit dem Sie in der Vergangenheit Probleme hatten? Vielleicht hatten Sie Streit oder einfach nicht die gleiche Wellenlänge?

Beziehungen sind schwierig. Gehen Sie nicht zu hart mit sich ins Gericht, wenn es mal nicht klappt. Sie haben Ihren eigenen Charakter und manchmal findet man einfach keinen Weg zueinander. Lassen Sie die negativen Eindrücke der Vergangenheit los und folgen Sie Ihrem Instinkt.

Wenn Sie mit problematischen Menschen zu tun haben, ist es gut, wenn Sie sich daran erinnern, dass Sie zwei Möglichkeiten haben, einem anderen Menschen zu begegnen. Die eine ist, Ihre Vorstellungen, Erinnerungen, Gedanken, Meinungen und Überzeugungen zu dieser Person zu betrachten.

Die andere ist, den Menschen so zu sehen, wie er vor Ihnen steht, ohne die Urteile und Vorstellungen und Geschichten. Das ist ein neues Aufeinandertreffen, als wäre es das erste Mal. Bei der Achtsamkeit geht es im Kern darum, alle Erfahrungen als neu zu begrüßen. Wenn Sie eine Verbindung zu Ihren Sinnen herstellen, befinden Sie sich nicht länger im Reich der Vorstellungen, Meinungen und Überzeugungen. Sie bewegen sich im gegenwärtigen Augenblick. Wenn Sie einem anderen Menschen so begegnen, können Sie nicht anders, als eine gewisse Wärme für ihn zu empfinden und ein Gefühl der Verwunderung.

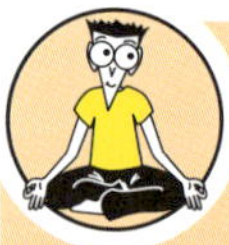

See-Meditation: Akzeptanz entdecken

Diese Meditation macht man normalerweise im Liegen, aber Sie können dazu auch jede andere Position einnehmen, die für Sie angenehm ist.

1. Schließen Sie langsam Ihre Augen. Fühlen Sie ein paar Minuten lang Ihren Atem.

2. Wenn Sie so weit sind, stellen Sie sich einen wunderschönen See vor.

   Der See ist völlig still und ruhig. Die Wasseroberfläche ist so ruhig, dass sie wie ein blank geputzter Spiegel aussieht. Im Hintergrund erheben sich majestätische Berge, und der Himmel ist überwiegend blau, nur hier und da sieht man eine kleine weiße Schäfchenwolke. Himmel und Berge spiegeln sich im See. An den Ufern dieses wunderschönen Sees stehen alte, mächtige Bäume, deren Äste bis über das Wasser hinausragen. In einiger Entfernung fliegen ein paar Vögel über den See. Wenn etwas Wind aufkommt, kräuseln sich kleine und größere Wellen an der Wasseroberfläche und die Lichtreflexe tanzen über das Wasser.

   Sie wissen, dass der See im Wechsel der Jahreszeiten den Regen und die fallenden Blätter aufnimmt und im Winter auch zufriert. Tief unter der Oberfläche bewegt und ändert sich wenig, und im Wasser wimmelt weiter das Leben. Der See ist offen für alles, was man ihm anbietet.

3. Wenn Sie so weit sind, lassen Sie sich mit dem See verschmelzen und werden Sie eins mit ihm.

   Erlauben Sie sich, so wie Sie da liegen oder sitzen, selbst der See zu sein, wenn das für Sie einen Sinn macht. Sie sind sowohl der tiefe, stille See in der Tiefe als auch die kleinen Wellen auf der Oberfläche. Lassen Sie einfach zu, auch nur das kleinste Gefühl dafür aufzunehmen, was dies für Sie bedeuten könnte. In Ihrem Mitgefühl, Ihrem Wohlwollen und Ihrer Sanftheit unterstützen Sie dieses Gewässer.

4. Wenn das Wetter umschlägt, wird Schlamm aufgewühlt, es fallen Zweige und Blätter in den See. Können Sie ruhig zulassen, dass all dies geschieht, und einfach nur weiter der See sein?

   Nehmen Sie wahr, wie die sich verändernden Bedingungen dem See Charakter, Charme und Reichhaltigkeit verleihen. Fühlen Sie Ihre eigene Ruhe und Gelassenheit unterhalb der turbulenten Oberfläche. Ist das bis zu einem gewissen Grad möglich? Sind Sie in der Lage, die sich ständig um Sie herum und im See abspielenden Veränderungen als Teil eines natürlichen Prozesses anzunehmen und die Schönheit dieses Prozesses bereitwillig anzunehmen?

   Wenn es Ihnen hilft, können Sie Ihre Meditationsübungen mit dem Bild dieses Sees ab und an bereichern. Auch die Vergegenwärtigung dieses Bildes in Alltagssituationen kann bereits helfen, das Leben aus einer Perspektive der Akzeptanz und des Friedens zu betrachten.

Track 16

Es gibt viele Möglichkeiten, mit schwierigen Beziehungen umzugehen:

- Atmen Sie fünf Mal achtsam ein und aus oder machen Sie eine Minimeditation, bevor Sie die andere Person treffen. Damit können Sie verhindern, dass Ärger und Frustration die Oberhand gewinnen.
- Achten Sie auf den Unterschied zwischen Ihrem negativen Bild von der Person und der Person selbst. Lassen Sie Ihr Bild, so gut es geht, in den Hintergrund treten und betrachten Sie die Person, wie sie ist, indem Sie sich auf Ihre Sinneseindrücke einlassen.
- Von Buddha stammt der Satz: »Sich an ein Unrecht erinnern ist wie eine Last für den Geist.« Nehmen Sie diesen Gedanken an und versuchen Sie zu vergeben.
- Betrachten Sie die Beziehung als ein Spiel. Achtsamkeit soll nicht zu ernst genommen werden, genauso wenig wie Beziehungen. Oft treten Beziehungen auf der Stelle, weil beide Seiten alles viel zu ernst nehmen.
- Überlegen Sie: Was kann schlimmstenfalls passieren? Diese Frage hilft gewöhnlich, die Situation zu relativieren. Vielleicht haben Sie die negativen Seiten der betreffenden Person überschätzt oder angenommen, sie könnte Ihnen Schlimmeres antun.
- Entwickeln Sie Neugier gegenüber den Gedanken, die in Ihrem Geist auftauchen, wenn Sie die problematische Person treffen. Sind Ihre Gedanken Teil eines vertrauten Musters? Können Sie sie als bloße Gedanken betrachten statt als Tatsachen? Woher haben Sie diese Vorstellungen?

Das ist ein Beispiel für achtsames Denken – Neugier gegenüber den eigenen Denkmustern zeigen und wahrnehmen, was passiert. Sie versuchen nicht, irgendetwas gerade zu rücken oder zu ändern – das passiert von selbst, wenn Sie Ihre momentanen Denkmuster beobachten.

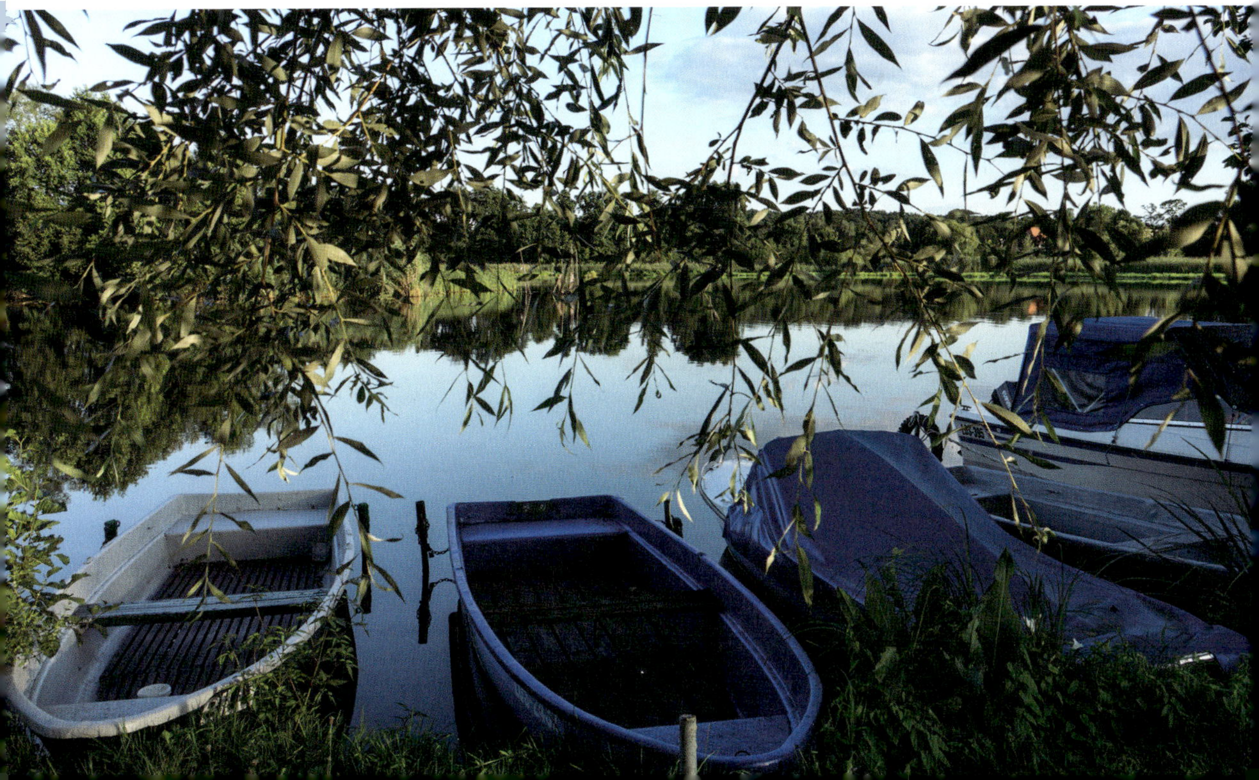

Achtsamkeit am Arbeitsplatz

Viele Menschen mögen ihre Arbeit nicht, weil sie dabei zu viel Stress aushalten müssen. Die Achtsamkeit ist ein Werkzeug oder eine Technik, um die Stressbelastung zu senken. Darüber hinaus verbessert Achtsamkeit die Konzentrationsfähigkeit, was wiederum zu mehr kreativer Produktivität und Effizienz führt, sowie die Beziehungen zu Kollegen und Vorgesetzten.

Hier einige Möglichkeiten, Achtsamkeit in Ihren Arbeitsalltag zu integrieren:

- ✔ **Den Tag achtsam beginnen:** Führen Sie eine Meditation durch oder setzen Sie sich einfach nur aufrecht hin und fühlen Sie Ihren Atem. Frühstücken Sie in aller Ruhe langsam und achtsam. Lassen Sie sich bei der morgendlichen Dusche ganz auf das Riechen und Fühlen ein.
- ✔ **Minimeditationen für zwischendurch:** Sie können Minimeditationen zu festgelegten Zeiten machen oder zwischen zwei Aktivitäten einschieben. Nehmen Sie eine für Sie angenehme Haltung ein. Wichtig ist, dass Ihre Wirbelsäule entspannt und aufrecht ist. Sie können Ihre Augen offen lassen und Ihren Blick sanft auf einen Gegenstand richten, während Sie Ihre Aufmerksamkeit nach innen lenken.
- ✔ **Antworten statt reagieren:** Anstatt mit halbautomatischen Gedanken, Worten und Verhaltensweisen auf einen bestimmten Reiz zu reagieren, etwa auf kritische Äußerungen Ihres Chefs oder eines Kollegen, hilft eine ausgewogene und überlegte Antwort eher weiter.
- ✔ **Probleme kreativ lösen:** Ihre Ideen brauchen Raum. Sie brauchen Raum für neue Wahrnehmungen und neue Antworten auf Herausforderungen. Für Ihre Ideen kann dieser Raum aus einem Spaziergang an der frischen Luft, einer dreiminütigen Minimeditation oder einer Tasse Kaffee entstehen. Intensiver arbeiten ist nicht immer die beste Lösung – klüger arbeiten schon.

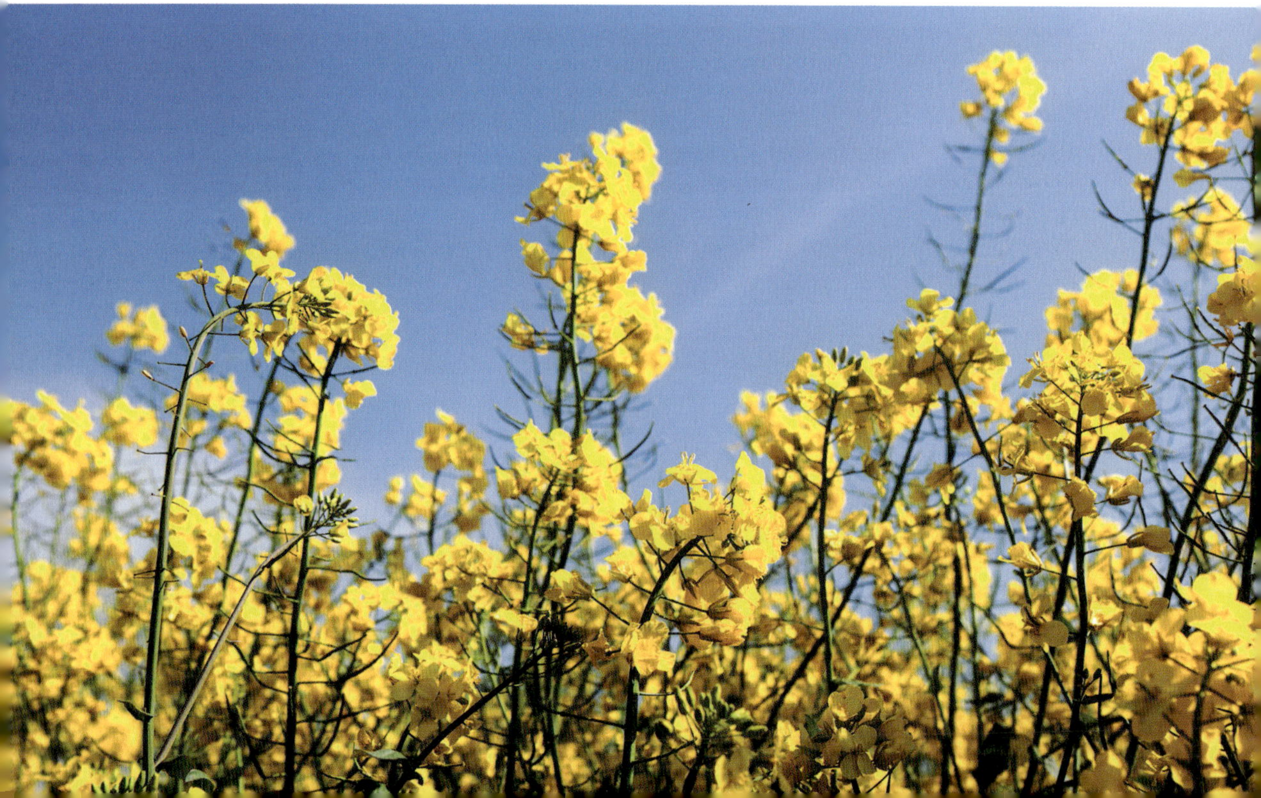

- **Achtsames Arbeiten üben:** Das bedeutet nichts anderes, als an allem teilzunehmen, woran Sie arbeiten. Das kann das Tippen auf der Tastatur sein (Hämmern Sie auf die Tasten? Sind Ihre Schultern angespannt?), das Verfassen einer E-Mail (Welche Botschaft wollen Sie vermitteln? Wer ist die Person, die die E-Mail empfängt?) oder das Führen eine Telefonats (Wie hört sich der Ton Ihrer Stimme an?).
- **Loslassen und ein Ende finden:** Sie müssen einen Strich zwischen Arbeit und Freizeit ziehen. Meditationen zu Hause oder auf dem Weg nach Hause können Ihnen dabei helfen. Sie können aber auch eine Sportart oder ein Hobby wählen, das sanfte, konzentrierte Aufmerksamkeit von Ihnen fordert, eine Aktivität, mit der Sie überschüssige körperliche und geistige Energie abbauen und einen achtsamen Geisteszustand erreichen können, der Sie indirekt ruhiger macht.

Eigene Achtsamkeitsroutinen entwickeln

In diesem Abschnitt stelle ich Ihnen den achtwöchigen Achtsamkeitskurs zur Minderung der Stressbelastung vor, den Jon Kabat-Zinn unter dem Namen *Mindfulness-Based Stress Reduction* (MBSR) an der Universität in Massachusetts entwickelt hat. Die darin enthaltenen Übungen sind in jedem Fall einen Versuch wert. Wenn Sie nach acht Wochen feststellen, dass sich bei Ihnen nichts verändert hat, und Sie zu dem Schluss gelangen, dass Achtsamkeit nichts für Sie ist, können Sie mit den Übungen aufhören. Hat Ihnen das Programm aber geholfen, können Sie auf der Grundlage Ihrer Erfahrungen mit den verschiedenen Meditationsübungen Ihre eigenen Übungen entwickeln.

Fangen Sie das Programm damit an, dass Sie sich verpflichten, auf jegliches Urteil zu verzichten und die empfohlenen Übungen acht Wochen lang durchzuführen. Führen Sie während dieser Zeit ein Tagebuch, in dem Sie Ihre Fortschritte festhalten und Gedanken und Gefühle aufschreiben, die in Ihnen entstehen.

Erste Woche: Den »Autopiloten« kennenlernen

Die meisten Ihrer Handlungen geschehen automatisch, Sie handeln unbewusst, im sogenannten *Autopilotmodus*. Ihr Geist beschäftigt sich mit denselben alten Gedanken, Sie reagieren unnötigerweise und Ihre Stressbelastung nimmt stetig zu, ohne dass Sie sich all dessen bewusst sind. Achtsame Aufmerksamkeit dagegen ermöglicht Ihnen, in entsprechenden Situationen bewusst zu entscheiden, wie Sie antworten (im Gegensatz zu »reagieren«), und sich von den Reaktionsmustern Ihres Geistes zu befreien.

Die Übung für die erste Woche sieht so aus:

- Beginnen Sie die Woche, indem Sie sich mit der Rosinen-Übung vertraut machen (siehe Kapitel 3). Halten Sie in Ihrem Tagebuch fest, welche Wirkung diese Übung auf Sie hat. Denken Sie über die Folgen nach, die das »Leben im Autopilotmodus« für Ihr Alltagsleben hat. Was geht Ihnen verloren? Wie wirkt sich die Unbewusstheit auf Ihre Gedanken, Gefühle und Ihren Körper aus, und auch auf Ihre Beziehung zu sich selbst, zu anderen Menschen und der Welt insgesamt?
- Üben Sie täglich die Body-Scan-Meditation (siehe Kapitel 3). Schreiben Sie jeden Tag auf, ob Sie geübt haben und wie Sie die Meditation fanden. Probieren Sie den Body-Scan zu verschiedenen Tageszeiten aus, um herauszufinden, was für Sie der richtige Zeitpunkt ist.

- Wählen Sie eine alltägliche Routinehandlung, die Sie achtsam durchführen. Sie können achtsam Zähne putzen, zur Arbeit gehen, sich mit Ihrem Partner unterhalten, kochen oder etwas anderes tun. Lassen Sie sich mit Neugier auf diese Erfahrung ein. Wichtig ist nicht, was Sie sich aussuchen, sondern dass Sie sich bewusst machen, was Sie tun, während Sie es tun.

Zweite Woche: Hindernisse aus dem Weg räumen

Meditationen geben einer ganzen Palette gut weggepackter Gedanken und Gefühle Raum, an die Oberfläche zu gelangen. Unser Geist neigt dazu, Erfahrungen als gut oder schlecht zu beurteilen. Der Grundgedanke der Achtsamkeit ist, sich dieser Urteile bewusst zu werden und davon abzulassen. Am allerwichtigsten ist es, dass Sie weiter üben, egal wie Ihre Erfahrungen aussehen.

Die Übung für die zweite Woche sieht folgendermaßen aus:

- Machen Sie weiter täglich einen Body-Scan und halten Sie in Ihrem Tagebuch fest (ein Satz ist manchmal schon genug), wie die Erfahrung des Body-Scans am jeweiligen Tag für Sie war.
- Wählen Sie neben der Alltagsaktivität der ersten Woche eine weitere, die Sie achtsam durchführen möchten. Versuchen Sie es mit einer ein oder zwei Atemzüge langen Pause, bevor Sie eine Aktivität beginnen, und beziehen Sie dann Ihre Sinne mit ein und achten Sie auf Ihre Gedanken und Gefühle.
- Atmen Sie jeden Tag zehn Minuten lang achtsam, indem Sie sich einfach gerade hinsetzen und Ihrem Atem nachspüren (siehe Kapitel 3). Wenn Ihr Geist abzuschweifen beginnt, freuen Sie sich, dass Sie es bemerkt haben, und lenken Sie Ihre Aufmerksamkeit sanft wieder auf Ihren Atem zurück. Achten Sie nicht auf Selbstkritik – wenn Sie sich innerer Kritik bewusst werden, nehmen Sie den negativen Gedanken genauso wahr wie jeden anderen Gedanken und lenken Sie Ihre Aufmerksamkeit wieder auf Ihren Atem.
- Führen Sie in Ihrem Tagebuch ein Protokoll angenehmer Ereignisse. Nutzen Sie dieses Protokoll, um sich Ihre Gedanken, Gefühle und Körperempfindungen so genau wie möglich bewusst zu machen, wenn Sie etwas Angenehmes empfinden.

Dritte Woche: Achtsam in Bewegung bleiben

Zu den schönen Eigenschaften der Achtsamkeit zählt, dass Sie nicht still sitzen müssen, um achtsam zu sein. Diese Woche bietet Ihnen Gelegenheit, Achtsamkeitserfahrungen zu machen, während Sie sich bewegen. Damit haben Sie auch die Gelegenheit, über die Kraft nachzudenken, die aus der Konzentration auf den Atem erwächst.

Die Übung für die dritte Woche sieht folgendermaßen aus:

- Üben Sie am ersten, dritten und fünften Tag etwa eine halbe Stunde lang achtsames Gehen oder Dehnen (siehe Kapitel 3).
- Üben Sie am zweiten, vierten und sechsten Tag den Body-Scan.
- Fangen Sie damit an, dreimal pro Tag die »dreiminütige Atempause« zu üben (siehe weiter vorn in diesem Kapitel). Sie können sich wahrscheinlich besser daran erinnern, die Atempause zu machen, wenn Sie am Anfang der Woche festlegen, wann Sie sie üben wollen.

- ✔ Halten Sie unangenehme Ereignisse in einem entsprechenden Protokoll in Ihrem Tagebuch fest. Darin sollten Sie jeden Tag eine Sache aufschreiben, die unangenehm für Sie war. Dazu gehören Ihre Körperempfindungen, Ihre Gedanken und Ihr emotionaler Zustand.

Vierte Woche: Gegenwärtig bleiben

In dieser Woche konzentrieren Sie sich auf den gegenwärtigen Augenblick. Denken Sie jetzt über die Beschaffenheit dieses Augenblicks nach. Wie ist er im Vergleich zum Nachdenken über die Vergangenheit oder die Zukunft? Wie wirkt es sich auf Ihre Gedanken und Gefühle aus, wenn Sie sich auf das Hier und Jetzt konzentrieren?

Sie können auf dreierlei Art auf eine Erfahrung reagieren: Hinwendung zu angenehmen Erfahrungen, Ablehnung unangenehmer Erfahrungen, Gleichgültigkeit gegenüber alltäglichen Erfahrungen.

Das Festhalten angenehmer Erfahrungen löst Angst davor aus, was passiert, wenn man sie verliert. Die Ablehnung unangenehmer Erfahrungen führt zu Stress, sobald Sie eine schlechte Zeit durchmachen. Der Autopilotmodus angesichts neutraler Erfahrungen bedeutet, dass Sie die Geheimnisse und Wunder des Lebens verpassen.

Konzentrieren Sie sich in dieser Woche auf Ihre Ablehnung unangenehmer Erfahrungen. Wie begegnen Sie dieser Herausforderung – laufen Sie davor weg oder unterdrücken oder bekämpfen Sie diese Gefühle? Gibt es andere Möglichkeiten? Wie Sie sich auch immer verhalten, wenn Sie mehr Achtsamkeit in den Prozess einbringen, werden sich Ihre Reaktionen sehr langsam selbst zu entwirren beginnen. Sie werden anfangen darüber nachzudenken, ob Sie nicht so auf eine Erfahrung antworten

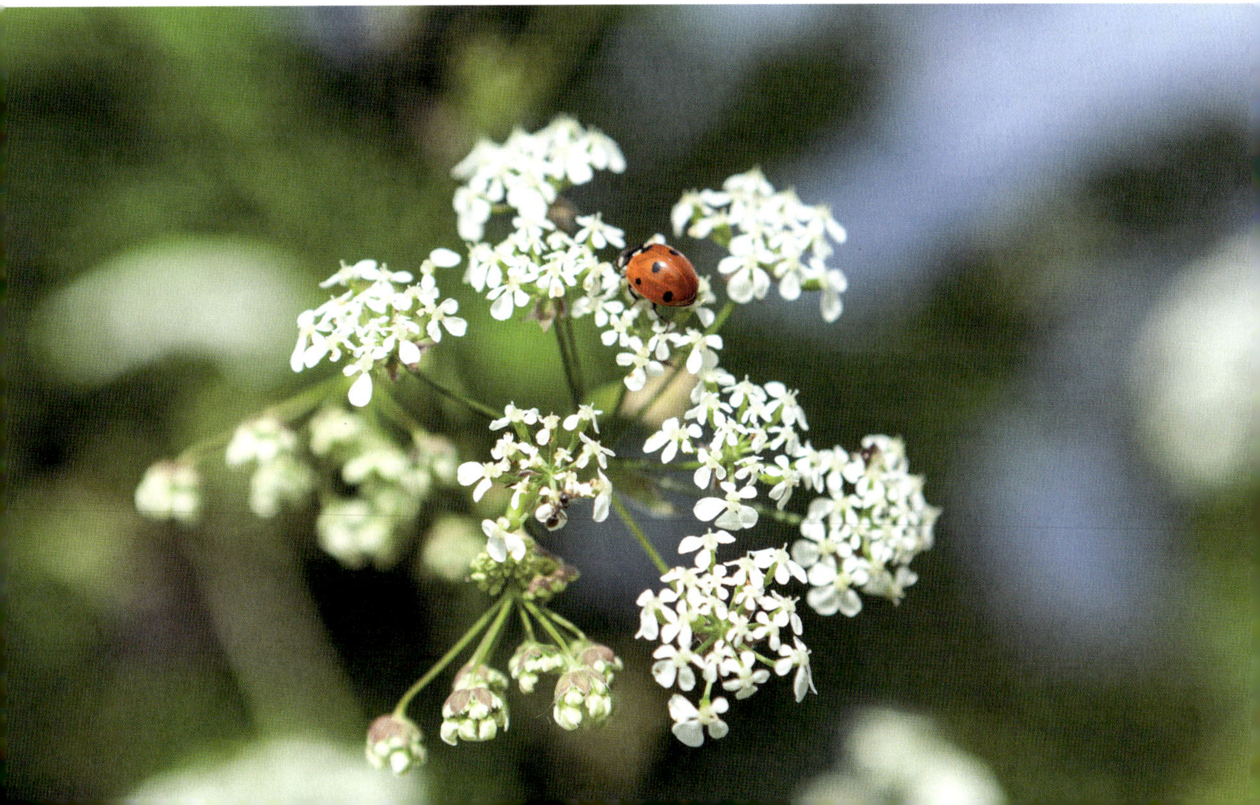

können, dass Ihre Stressbelastung sinkt, anstatt zu steigen.

Die Übung für die vierte Woche sieht folgendermaßen aus:

- Am ersten, dritten und fünften Tag üben Sie eine halbe Stunde achtsame Bewegungen: Dehnen oder Gehen, danach 15 Minuten achtsames Atmen.
- Am zweiten, vierten und sechsten Tag üben Sie die 30-minütige Sitz-Meditation.
- Üben Sie die »dreiminütige Atempause« dreimal pro Tag zu den von Ihnen festgelegten Zeiten.
- Üben Sie weitere »dreiminütige Atempausen«, wenn etwas Unangenehmes passiert. Halten Sie in Ihrem Tagebuch fest, wie sich die Meditation auf Ihre Erfahrungen auswirkt.
- Machen Sie sich bewusst, wenn Sie unter Stress stehen. Wie reagieren Sie auf Stress? Mauern Sie, widerstehen oder unterdrücken Sie Stress, oder machen Sie einfach dicht? Machen Sie sich bewusst, was in Ihrem Körper passiert. Wenn Sie in einer bestimmten Weise auf Stress reagieren, was passiert dann für Sie? Wie wirkt es sich auf Ihre Antwort aus, wenn Sie sich auf das gegenwärtige Problem einlassen? Bringen Sie Ihrem Verhältnis zu Stress eine tiefe Neugier entgegen.

Fünfte Woche: Akzeptanz

Versuchen Sie in dieser Woche, die Dinge so anzunehmen, wie sie sind, anstatt sie gleich ändern zu wollen. Wenn Sie zum Beispiel jemand nervt, reagieren Sie nicht sofort, sondern lassen Sie sich auf das Gefühl des Gereiztseins ein. Fühlen Sie es in Ihrem Körper und nehmen Sie Ihre automatischen Gedanken wahr. Wenn Sie merken, dass Sie Kopfschmerzen bekommen, beobachten Sie, was passiert, wenn Sie den Schmerz einfach sein lassen, wie er ist, und zusehen, wie er stärker wird und abnimmt. Wie wirkt es sich aus, wenn Sie unangenehme und angenehme Empfindungen zulassen, annehmen und anerkennen?

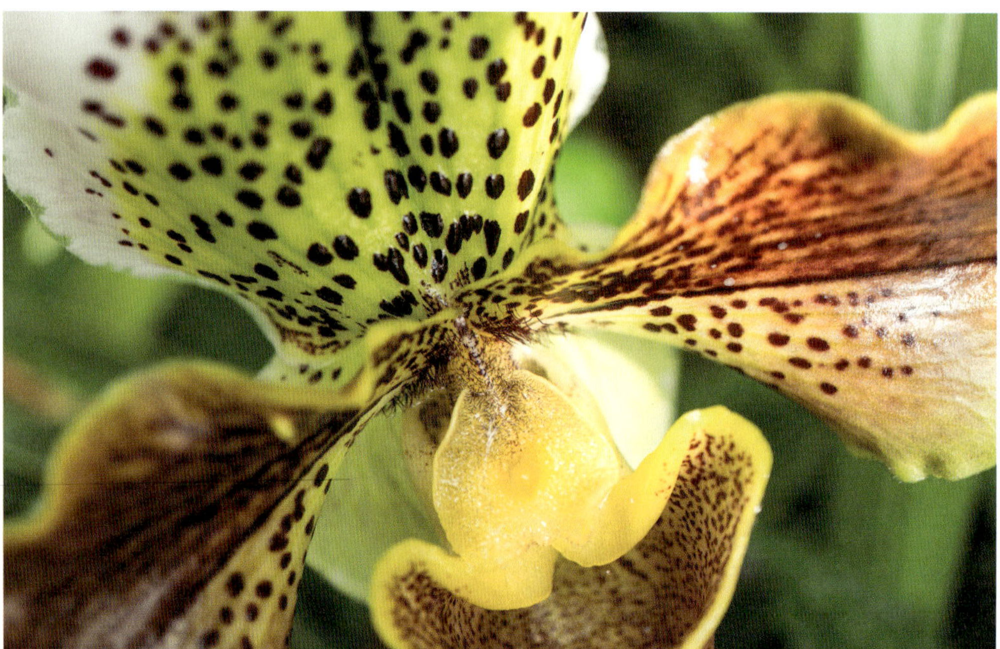

Die Übung für die fünfte Woche sieht folgendermaßen aus:

- ✔ Üben Sie die geführte Sitz-Meditation und achten Sie darauf, wie Sie auf Gedanken, Gefühle und Körperempfindungen reagieren. Halten Sie Ihre Beobachtungen in Ihrem Tagebuch fest.
- ✔ Machen Sie dreimal pro Tag die »dreiminütige Atempause«. Versuchen Sie, sie mit Alltagsaktivitäten wie Mahlzeiten, der Aufwachphase oder dem Zubettgehen zu verbinden.
- ✔ Üben Sie die »dreiminütige Atempause«, wenn Sie vor einem Problem stehen. Erkunden Sie dabei Ihre Gedanken und Gefühle, anstatt zu versuchen, sie loszuwerden.
- ✔ Erkunden Sie, wie es ist, in schwierigen Situationen kontrolliert zu antworten, anstatt unkontrolliert auf Ihre Erfahrung zu reagieren, sei es während einer Meditation oder im Alltag. Machen Sie sich Ihre Reaktionen und die Gedanken und Gefühle dahinter bewusst.

Akzeptieren ist nicht gleich resignieren – Sie stellen sich ja dem Problem, anstatt davor wegzurennen. Achtsam sein bedeutet, aufmerksam zu beobachten und zu akzeptieren, was man vorfindet. Auf der Basis dieser achtsamen Akzeptanz können Veränderungen eingeleitet werden. Das ist etwas anderes, als sich mit einer Situation abzufinden, die sich nie ändern wird.

Sechste Woche: Gedanken sind keine Fakten

Meist ist es so, dass Sie Gedanken wie »er kann mich nicht leiden« oder »das schaffe ich nicht« als Fakten akzeptieren, als sei es in der Realität wirklich so. Vielleicht glauben Sie sogar, dass fast alle Gedanken, die Ihnen im Kopf herumgehen, absolute Wahrheiten sind. Wenn in Ihrem Kopf immer wieder negative oder schädliche Gedanken aufkommen, hat es schlimme Folgen, wenn Sie diese Gedanken und Bilder als Tatsachen auffassen. Glücklicherweise können Sie sich von dieser Last befreien. Drehen Sie den Spieß um und versuchen Sie, diese Gedanken als automatische, konditionierte Reaktionen zu betrachten statt als Fakten. Stellen Sie die Gültigkeit Ihrer Gedanken und Bilder infrage. Treten Sie von Ihren Gedanken einen Schritt zurück und setzen Sie sie nicht mit Ihrer Person oder der Realität gleich. Beobachten Sie einfach, wie sie kommen und gehen und wie sich das auswirkt.

Gedanken sind nur Gedanken, keine Fakten. Gedanken sind mentale Ereignisse. Sie sind nicht mit Ihren Gedanken identisch.

Die Übung für die sechste Woche sieht folgendermaßen aus:

- ✔ Ab jetzt können Sie Ihren Übungsmix nach Ihren eigenen Vorstellungen zusammenstellen. Kombinieren Sie die Sitz-Meditation, den Body-Scan und achtsame Bewegung und decken Sie so 45 Minuten täglich ab. Sie können diese Zeit in zwei oder drei Portionen aufteilen und über den Tag verteilen.
- ✔ Üben Sie die »dreiminütige Atempause« dreimal pro Tag und zusätzlich, wenn Sie mit einer problematischen Situation konfrontiert werden. Nehmen Sie wiederkehrende Muster wahr und achten Sie darauf, wie sich das achtsame Atmen auf Ihren Körper auswirkt. Lassen Sie Ihre Achtsamkeit in das einfließen, was Sie anschließend tun.

- Wenn Sie es zeitlich einrichten können, üben Sie einen Tag lang stille Achtsamkeitsmeditation. (Mehr dazu erfahren Sie in dem Abschnitt »Einen Tag für die Achtsamkeit reservieren« weiter hinten in diesem Kapitel.)

Siebte Woche: Gut für sich sorgen

Die Aktivitäten, für die Sie sich von einem Augenblick zum anderen und von einem Tag zum anderen entscheiden, nehmen großen Einfluss darauf, wie Sie sich fühlen. Wenn Sie darauf achten, welche Aktivitäten Ihre Stimmung heben und welche Sie erschöpfen, können Sie Ihre Wahl so anpassen, dass Sie möglichst gut für sich sorgen und sich wohlfühlen.

Die Übung für die siebte Woche sieht folgendermaßen aus:

- Wählen Sie eine formale Achtsamkeitsübung aus, die Sie gerne machen, etwa den Body-Scan, die Sitz-Meditation, die Geh-Meditation oder eine Kombination verschiedener Meditationen, und üben Sie diese täglich.
- Üben Sie die »dreiminütige Atempause« weiterhin dreimal pro Tag und immer, wenn Probleme auftauchen. Versuchen Sie, vor oder nach einer problematischen Erfahrung eine kluge Entscheidung zu treffen.
- Entwickeln Sie ein Stresswarnsystem in Ihrem Tagebuch, indem Sie alle Warnzeichen aufschreiben, die Sie beobachten, wenn Sie unter großem Stress stehen – etwa Symptome wie aufsteigende Hitze, Nervosität oder ungeduldiges Verhalten –, und skizzieren Sie einen Aktionsplan, auf den Sie zurückgreifen können, um Ihre Stressbelastung zu senken, etwa eine Minimeditation (siehe weiter vorne in diesem Kapitel), ein Spaziergang oder ein Gespräch mit einem Freund.

Achte Woche: Reflexion und Änderungen

Es kommt gelegentlich vor, dass man Probleme nicht lösen kann, egal wie sehr man sich auch bemüht. Nichts scheint zu wirken. Wenn Sie an einem solchen Punkt angelangt sind, machen Sie weitere Versuche nur noch müder, und Sie entfernen sich eher von einer Lösung, anstatt ihr näher zu kommen. Lassen Sie in diesem Fall einfach von weiteren Lösungsversuchen ab und akzeptieren Sie die Umstände fürs Erste. Ob sich durch diesen Akt der Güte gegenüber sich selbst eine Lösung abzeichnet, ist fraglich. Sie werden sich jedoch in jedem Fall nicht mehr so verärgert, frustriert, gestresst und deprimiert fühlen. Wenn man etwas versucht und versucht und keinen Schritt weiterzukommen scheint, macht sich Hilflosigkeit breit. Akzeptanz ist an sich schon eine Veränderung.

Vielleicht kennen Sie schon das folgende Gebet, das um folgende Dinge bittet:

- Die Gelassenheit, zu akzeptieren, was ich nicht ändern kann,
- den Mut, die Dinge zu ändern, die ich ändern kann,
- und die Weisheit, das eine vom anderen zu unterscheiden.

Die Übung für die achte Woche sieht so aus:

- Entscheiden Sie, welche formale Achtsamkeitsübung Sie in dieser Woche machen wollen, und setzen Sie Ihre Entscheidung um, so gut Sie können.
- Reflektieren Sie am Ende der achten Woche, wie die acht Wochen für Sie gelaufen sind, und halten Sie Ihre Gedanken in Ihrem Tagebuch fest. Die

folgenden Fragen können Ihnen dabei helfen: Wie hat sich Ihre Stressbelastung im Verlauf der acht Wochen verändert? Wie sind Sie mit Problemen in Ihrem Leben umgegangen, während Sie an diesem Kurs teilgenommen haben? Wie können Sie die Achtsamkeitsübungen anpassen, damit Sie sie in Ihr Leben integrieren können?

- ✔ Klopfen Sie sich anerkennend auf die Schulter, dass Sie an diesen Punkt gelangt sind, egal wie viel oder wie wenig Achtsamkeit Sie tatsächlich geübt haben. Es ist nicht leicht, Tag für Tag Achtsamkeit zu üben – aber jedes bisschen Achtsamkeit ist besser als keine Achtsamkeit.

Sich an die eigenen Entscheidungen halten

Wie lange Sie jeden Tag meditieren, hängt vor allem von Ihrer Motivation ab. Forschungsergebnisse zeigen jedenfalls, dass Ihr Nutzen steigt, je länger Sie meditieren. In Experimenten wurde nachgewiesen, dass sich selbst kurze Achtsamkeitsphasen, die nur ein paar Minuten oder einige Atemzüge lang dauern, positiv auf das Wohlbefinden auswirken. Die Entscheidung, wie lange Sie meditieren, hängt ab von

- ✔ Ihren Intentionen,
- ✔ Ihren bisherigen Erfahrungen mit Meditation oder Gebet,
- ✔ Ihrem Engagement, die langfristigen Vorteile der Meditation ernten zu wollen,
- ✔ Ihrer Disziplin.

Wichtig ist vor allen Dingen: Wenn Sie für sich festgelegt haben, wie lange Sie meditieren wollen, halten Sie sich an Ihre Entscheidung. Das ist sehr wichtig, wenn Sie Ihren Geist trainieren wollen.

Wenn Sie nur so lange meditieren, wie Sie momentan Lust haben, und dann aufhören, handeln Sie nach Ihrem Gefühl. Sie hören auf, weil Ihr Geist es Ihnen sagt. Wenn Sie sich aber entschlossen haben, zehn Minuten lang

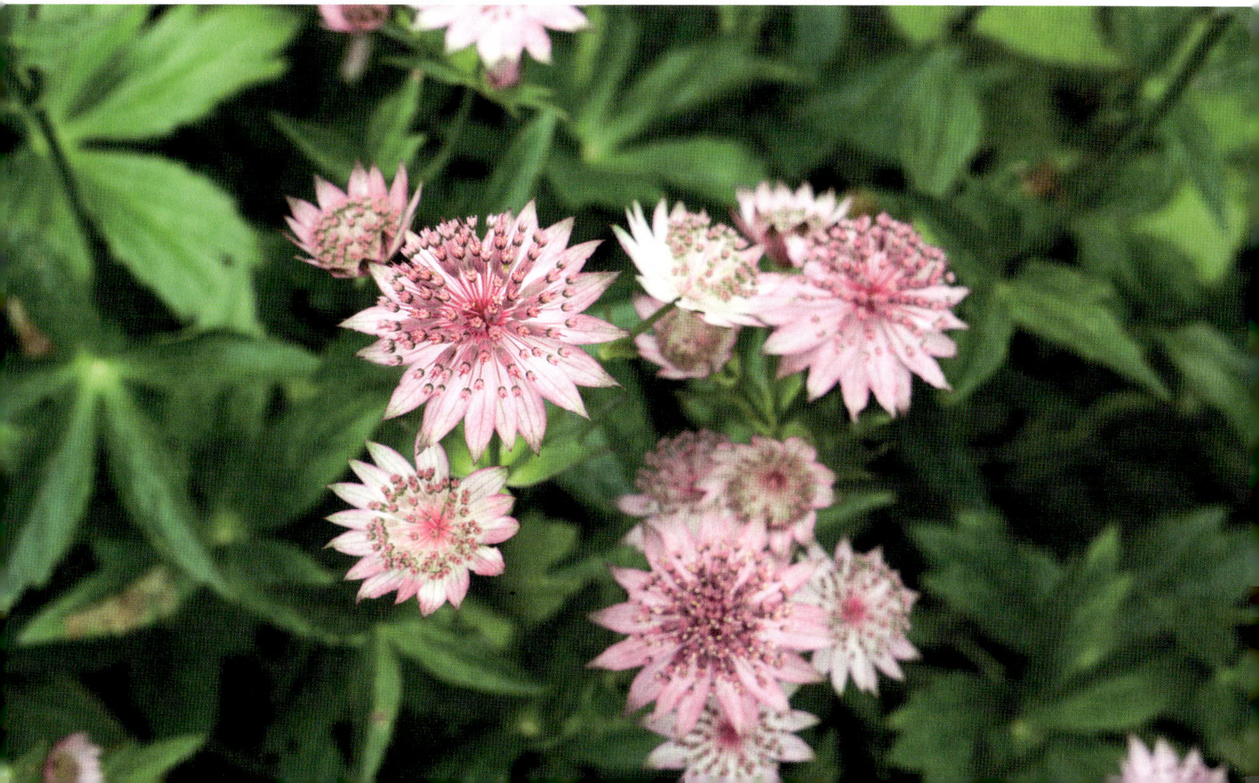

zu meditieren, und Sie nach fünf Minuten das Gefühl verspüren, aufstehen zu wollen, bleiben Sie dennoch sitzen. Dabei erfahren Sie unterschiedliche Gefühle wie Unruhe und Langeweile, Frustration oder Ruhelosigkeit. Was Sie davon haben? Nun, Sie beziehen Stellung.

Sie sagen Ihrem Geist: »Ich sage hier, wo es langgeht. Ich habe beschlossen, zehn Minuten still zu sitzen und meinen Atem zu spüren, damit ich mich konzentrieren und ruhig bleiben kann.« Und Ihr Geist wird sich schließlich beruhigen. Sie sind nicht länger Sklave dessen, was Ihr Geist Ihnen vor die Füße wirft. Das ist die Freiheit der Meditation – Sie können frei entscheiden, was Sie tun oder lassen und wie Sie handeln, anstatt Ihren Geist entscheiden zu lassen.

Noch tiefer gehen

Schön, Sie haben für sich ein Achtsamkeitsprogramm entwickelt. Jetzt fühlen Sie sich bereit für den nächsten Schritt. Dieser Abschnitt beschreibt Möglichkeiten, wie Sie über Ihr Programm hinausgehen und weitere Unterstützung auf Ihrer Reise finden können.

Einen Tag für die Achtsamkeit reservieren

Heutzutage arbeiten die Menschen sehr viel und hart. Sie arbeiten für ihre Arbeitgeber, für ihr eigenes Unternehmen oder vielleicht zu Hause und sorgen für die Eltern oder Kinder. Auch die Fürsorge für Sie selbst erfordert Zeit, Energie und Mühe. Meditationen bieten eine Ruhepause, eine Chance, einmal nichts zu tun, damit aufzuhören, Ihre nicht enden wollenden Bedürfnisse und Wünsche zu erfüllen, anderen und sich selbst zu helfen, und einfach nur zu sein. Haben Sie sich schon einmal einen ganzen Tag Nichtstun gegönnt? Damit meine ich nicht, den ganzen Tag fernzusehen oder zu schlafen – auch im Schlaf kann Ihr Geist auf Hochtouren laufen und von einem Traum zum anderen wechseln. Mit Nichtstun meine ich das Loslassen des übertriebenen Denkens an die Vergangenheit oder der ständigen Sorgen um die Zukunft – sich sanft im Hier und Jetzt niederlassen.

Einen Tag Achtsamkeit üben

1. Legen Sie sich am Abend vorher einen Zettel ans Bett oder an eine andere Stelle in Ihrem Zuhause, um sich daran zu erinnern, dass Sie diesen Tag achtsam verbringen wollen. Machen Sie sich klar, dass Sie das Telefon, den Computer, den Fernseher und andere elektronische Geräte abgeschaltet lassen. Fühlen Sie während des Einschlafens Ihren Atem.

2. Wenn Sie an Ihrem Achtsamkeitstag aufwachen, fangen Sie den Tag mit achtsamem Atmen an, während Sie noch liegen. Spüren Sie, wie Sie einatmen und wie Sie ausatmen. Wenn Sie möchten, können Sie sanft lächeln. Denken Sie ein paar Minuten darüber nach, wofür Sie dankbar sein können – Ihr Zuhause, Ihre Beziehungen, Ihr Einkommen, Ihre Familie, Ihren Körper, Ihre Sinne oder was Ihnen sonst einfällt, das Sie haben und andere Menschen nicht.

3. Erheben Sie sich langsam und achtsam aus dem Bett. Wenn Sie von Ihrem Fenster aus eine schöne Aussicht haben, schauen Sie eine Weile hinaus. Genießen Sie den Anblick der Bäume, der Wiesen oder der Leute, die zielstrebig umherlaufen, um ihre Bedürfnisse zu erfüllen. Sehen Sie ihnen zu, ohne zu urteilen oder zu reagieren. Ihr Geist

wird zu anderen Gedanken und Sorgen abschweifen – lenken Sie Ihre Aufmerksamkeit wieder sanft zurück, sobald Sie das merken.

4. Machen Sie eine formale Achtsamkeitsmeditation, zum Beispiel den Body-Scan.
5. Nehmen Sie mit viel Muße ein Bad oder duschen Sie und nehmen Sie sich dafür Zeit, auch wenn Sie aus irgendeinem Grund das Gefühl haben, sich beeilen zu müssen. Spüren Sie, wie das Wasser über Ihren Körper läuft – in vielen Gegenden der Erde müssen Menschen stundenlang laufen, um Wasser zu holen. Seien Sie also dankbar dafür, dass Sie es damit so leicht haben.
6. Machen Sie sich in aller Ruhe Frühstück und kochen Sie sich einen Kaffee oder Tee. Lassen Sie sich auf Ihre Sinne ein und halten Sie Ihre Aufmerksamkeit im Hier und Jetzt. Halten Sei einen Moment inne, bevor Sie anfangen zu essen. Achten Sie darauf, dass Sie jeden Bissen ausgiebig geschmeckt und gekaut haben, bevor Sie den nächsten Bissen in den Mund stecken. Das ist achtsames Essen.
7. Sie können nach dem Frühstück eine Geh-Meditation oder achtsame Yoga-Übungen oder vielleicht ein wenig Gartenarbeit machen. Was auch immer Sie sich aussuchen, machen Sie es mit sanfter, wohlwollender Aufmerksamkeit. Vermeiden Sie, länger als ein paar Minuten in einem Buch oder einer Zeitung zu lesen. Es ist wichtiger, dass Sie mit Ihren Sinnen in Verbindung bleiben, anstatt Ihren Geist zum Nachdenken anzuregen.
8. Bereiten Sie Ihre Mittagsmahlzeit vor und essen Sie zu Mittag. Lassen Sie sich Zeit dabei. Sie müssen sich nicht beeilen. Wenn Gefühle der Langeweile, Ruhelosigkeit oder Frustration in Ihnen aufkommen, lassen Sie sie einfach auftauchen, sichtbar werden und wieder verblassen. Essen Sie Ihre Mahlzeit mit Dankbarkeit und Aufmerksamkeit und kauen Sie jeden Bissen ohne Eile.
9. Wie wäre es nach dem Mittagessen mit ein wenig sanfter körperlicher Betätigung, oder vielleicht doch eine Mittagspause? Warum nicht! Richten Sie Ihre Sinne auf ein anderes Hobby Ihrer Wahl. Machen Sie ab und zu eine »dreiminütige Atempause«, um wieder zum gegenwärtigen Augenblick zurückzufinden. Vielleicht entscheiden Sie sich ja auch für eine weitere längere Meditation wie die Sitz-Meditation oder achtsames Yoga oder Tai-Chi. Seien Sie nicht überrascht, wenn Sie den ganzen Prozess irgendwann als herausfordernd oder emotional empfinden. Sie sind wahrscheinlich nicht daran gewöhnt, sich selbst so viel Raum zu geben, um einfach nur da zu sein. Das kann schon dazu führen, dass sich unverarbeitete Gedanken und Gefühle in Ihr Bewusstsein drängen. Gehen Sie so wohlwollend und geduldig mit sich um, wie Sie können.
10. Lassen Sie den Tag weiter so laufen. Essen Sie, ruhen Sie, gehen Sie und üben Sie Meditationen. Wenn Sie unbedingt einen Schrank aufräumen oder Ihren Papierkram in Ordnung bringen müssen, lassen Sie sich ganz viel Zeit mit dem, was Sie tun, und machen Sie eins nach dem anderen.
11. Nachdem Sie Ihr Abendessen – idealerweise die leichteste Mahlzeit des Tages – vorbereitet und gegessen haben, können Sie Pause machen und entspannen, bevor Sie ins Bett gehen. Legen Sie sich hin und reiten Sie auf den Wellen Ihres Atems, bis Sie schließlich ganz natürlich in den Schlaf hinübergleiten.

Sich einer Gruppe anschließen

Warum in aller Welt sollte man darüber nachdenken, sich einer Meditationsgruppe anzuschließen? Zum Beispiel aus den folgenden Gründen:

- ✔ Durch die Teilnahme an einer regelmäßigen Gruppe verpflichten Sie sich, häufig zu üben.
- ✔ Ihre Meditation ist tiefer, wenn Sie in einer Gruppe üben. Sie werden weniger dazu neigen herumzuzappeln. Manche Menschen glauben, dass gemeinsames Meditieren eine positive Energie erzeugt, die die Qualität der Meditation intensiviert.
- ✔ Menschen, die gemeinsam meditieren, schließen oft Freundschaften. Damit können Sie innerhalb Ihres Bekanntenkreises ein positives Feedbacksystem schaffen. Je mehr Zeit Sie mit anderen Menschen verbringen, die auch meditieren, desto mehr denken Sie daran zu meditieren.

Wie gehen Sie vor, wenn die Wahl einer solchen Gruppe ansteht? Möglicherweise finden Sie im Internet eine Meditationsgruppe in Ihrer Nähe. Es muss aber nicht unbedingt eine Gruppe sein, die Achtsamkeitsmeditationen macht. Sie können sich genauso gut jeder anderen Meditationsgruppe anschließen und so lange herumprobieren, bis Sie eine gefunden haben, in der Sie sich wohlfühlen. Die meisten buddhistischen Organisationen praktizieren irgendeine Form der Achtsamkeitsmeditation.

Wenn Sie keine Gruppe für sich finden, erwägen Sie, selbst eine Gruppe einzurichten. Sie brauchen für jede Sitzung nur eine Stillephase für die Meditation, sagen wir eine halbe Stunde, und anschließend eine Zeit, in der Sie erkunden und sich gegenseitig mitteilen, wie die Übung und die Woche gelaufen ist. Sie können auch gelegentlich einen Auszug aus einem Buch über Achtsamkeit lesen.

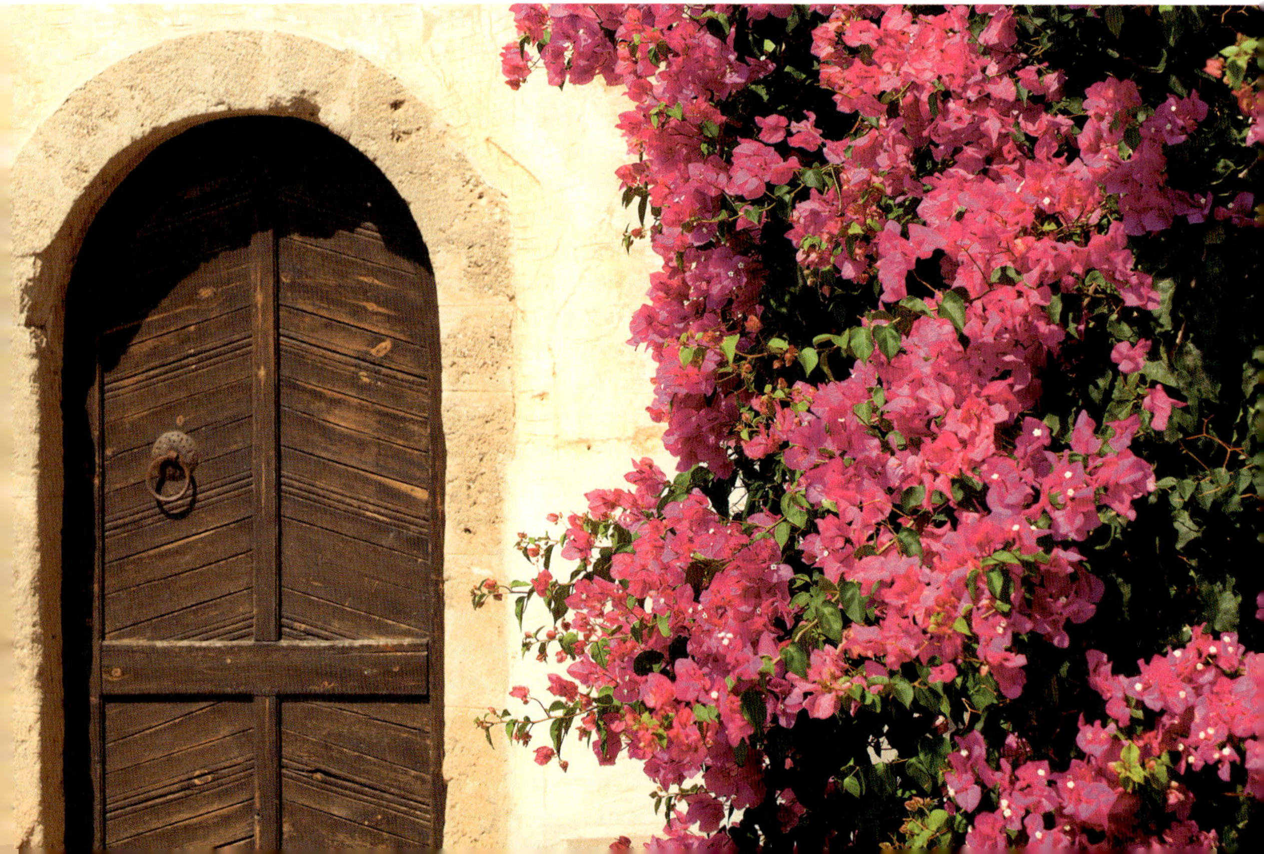

Danach würde ich ein geselliges Zusammensein mit einer Tasse Tee und ein paar leckeren Plätzchen vorschlagen. Im Sommer organisiere ich achtsame Spaziergänge und Picknicks im Park entlang des Flusses – vielleicht können Sie so etwas auch organisieren.

Ein geeignetes Retreat finden

Wenn Sie ein paar Monate meditiert haben, sind Sie vielleicht bereit für eine Meditationsklausur. Eine Klausur (auch *Retreat* genannt) ist ein Rückzug in eine abgeschiedene Umgebung, während derer man sich von äußeren Einflüssen löst und innere Einkehr hält. Das ist eine hervorragende Möglichkeit für Sie, Ihre Meditationspraxis weiterzuentwickeln und mehr von sich selbst zu entdecken. Ich empfehle, mit einer eintägigen Klausur anzufangen, dann allmählich auf ein Wochenende auszudehnen, dann auf eine Woche, und wenn es Ihnen mit Ihren Übungen sehr ernst ist, können Sie auch noch längere Klausuren ausprobieren.

Klausuren kosten zwischen 25 und 250 Euro pro Tag oder 200 bis 2.000 Euro pro Woche. Buddhistische Klausuren sind meist mit einer Spende für die Lehrer und Organisatoren verbunden, die manchmal ehrenamtlich arbeiten.

Einige Fragen, die Sie stellen sollten, bevor Sie sich für eine Klausur anmelden, habe ich hier zusammengestellt:

- ✔ **Wird die Klausur in Stille abgehalten?** Stille ist ein wirksames Mittel, Ihre meditative Disziplin zu fördern. Wenn Sie sprechen, wühlen Sie unbewusst Gedanken in Ihrem Geist auf und schwächen die Qualität Ihrer Aufmerksamkeit. Während einer längeren Zeit der Stille beruhigt sich Ihr Geist langsam, und Sie werden feststellen, dass Ihre Meditation eine ganz andere Qualität hat.
- ✔ **Hat der Lehrer Erfahrung?** Bei den meisten Klausuren ist die leitende Person sehr erfahren, aber Sie sollten dennoch nachfragen, besonders wenn Sie an einer längeren Klausur interessiert sind.
- ✔ **Wie sieht der Tagesplan aus?** Bringen Sie in Erfahrung, zu welcher Zeit Sie aufstehen müssen, damit Sie wissen, worauf Sie sich einlassen. Überprüfen Sie auch, wie viel Zeit für die Meditationen eingeplant ist. Um vier Uhr morgens aufstehen und in zweistündigen Einheiten über den Tag verteilt meditieren könnte zu viel für Sie sein und Ihre Begeisterung für die Meditation deutlich abkühlen.
- ✔ **Ist es eine Sekte?** Wenn der Klausurveranstalter Dinge von sich gibt wie »unsere Methode ist die beste/einzige« oder »wenn Sie unseren Anweisungen nicht folgen, werden Sie scheitern/sterben/leiden/nie glücklich werden«, bedanken Sie sich artig und kehren ihm den Rücken. Wenn es dagegen heißt: »Sie können gehen, wann immer Sie wollen« oder »unsere Übungsmethoden sind nur eine Art zu meditieren und es gibt viele andere, die Sie ausprobieren können, wenn Sie möchten« oder »letztlich können nur Sie selbst durch Beobachtung und Erfahrung herausfinden, wie Sie am besten meditieren«, ist es wahrscheinlich eine gute Organisation.

Am besten suchen Sie im Internet nach einer Klausur. Es gibt buddhistische und weltliche. Einige sind stille Klausuren, andere kombinieren Achtsamkeit auch mit Urlaub.

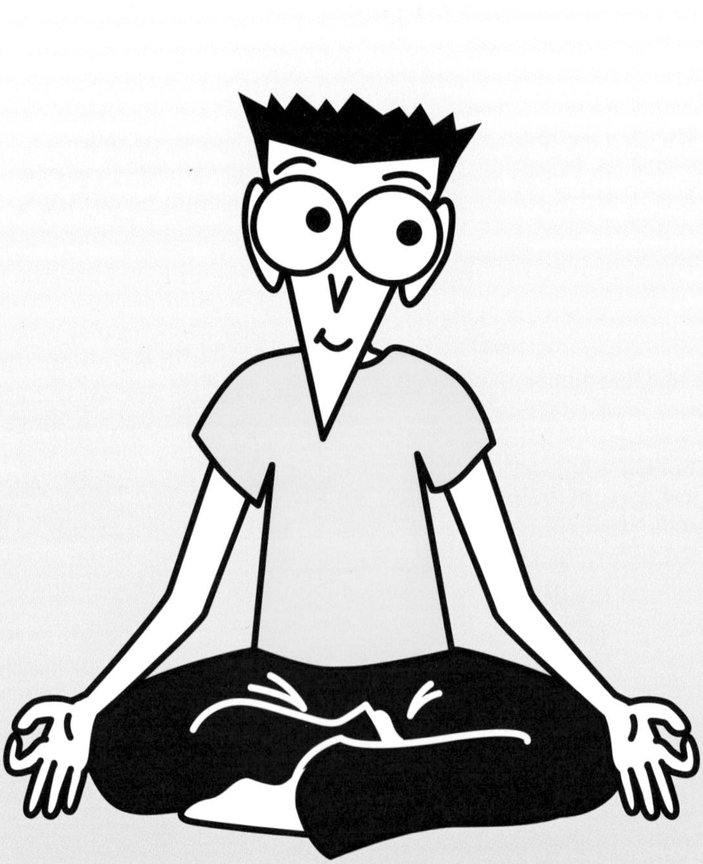

5

Mit schwierigen Erfahrungen und Gefühlen umgehen

In diesem Kapitel

- ✔ Weniger Stress und Ärger durch Achtsamkeit
- ✔ Mehr Energie freisetzen
- ✔ Depressionen und Ängste bekämpfen
- ✔ Schmerzen achtsam näher kommen

Schwierigkeiten gehören nun mal zum Leben – man kann sie leider nicht abstellen. Was man aber abstellen kann, ist die Art und Weise, wie man zu solchen Herausforderungen steht und wie man damit umgeht.

Achtsamkeit gibt Ihnen die Chance, die Funktionsweise Ihrer gewohnten Verhaltensmuster näher kennenzulernen. Wenn Ihnen noch nicht bewusst ist, wie Sie aktuell mit Herausforderungen umgehen, werden Sie kaum einschätzen können, ob Ihr Ansatz konstruktiv ist. Ob Ihre Reaktion Sie weiterbringt oder nicht, hängt davon ab, wie sie sich auswirkt. Wenn Sie auch nur ein kleines bisschen achtsamer werden, wird Ihre Bewusstheit zunehmen und sich etwas zu verändern beginnen.

Stressminderung mit Achtsamkeit

Der Stressforscher Richard Lazarus hat herausgefunden, dass Stress damit anfängt, dass Sie eine Situation als gefährlich oder problematisch interpretieren und umgehend entscheiden, ob Sie über die Mittel verfügen, mit dieser Herausforderung fertigzuwerden. Wenn Sie eine Situation für gefährlich oder schwierig halten und wissen, dass Sie sie nicht bewältigen können, löst das eine Stressreaktion aus.

Wenn Sie eine Situation als Herausforderung interpretieren, ist das primitive Nervensystem Ihres Körpers so geschaltet, dass es automatisch eine Kettenreaktion in Ihrem Körper auslöst. Dabei werden Stresshormone in den Blutkreislauf abgegeben, die Pupillen erweitert, die Schmerzwahrnehmung unterdrückt, die Aufmerksamkeit konzentriert, Blut aus der Haut und den Verdauungsorganen in die Muskeln gepumpt, Atem- und Herzfrequenz erhöht, der Blutdruck gesteigert und Zucker freigesetzt, um sofort Energie zur Verfügung zu stellen.

In diesem körperlichen und psychischen Zustand, der sogenannten Kampf-Flucht-Reaktion, ist für Sie fast alles eine potenzielle Bedrohung. Sie befinden sich im Angriffsmodus und betrachten die Dinge

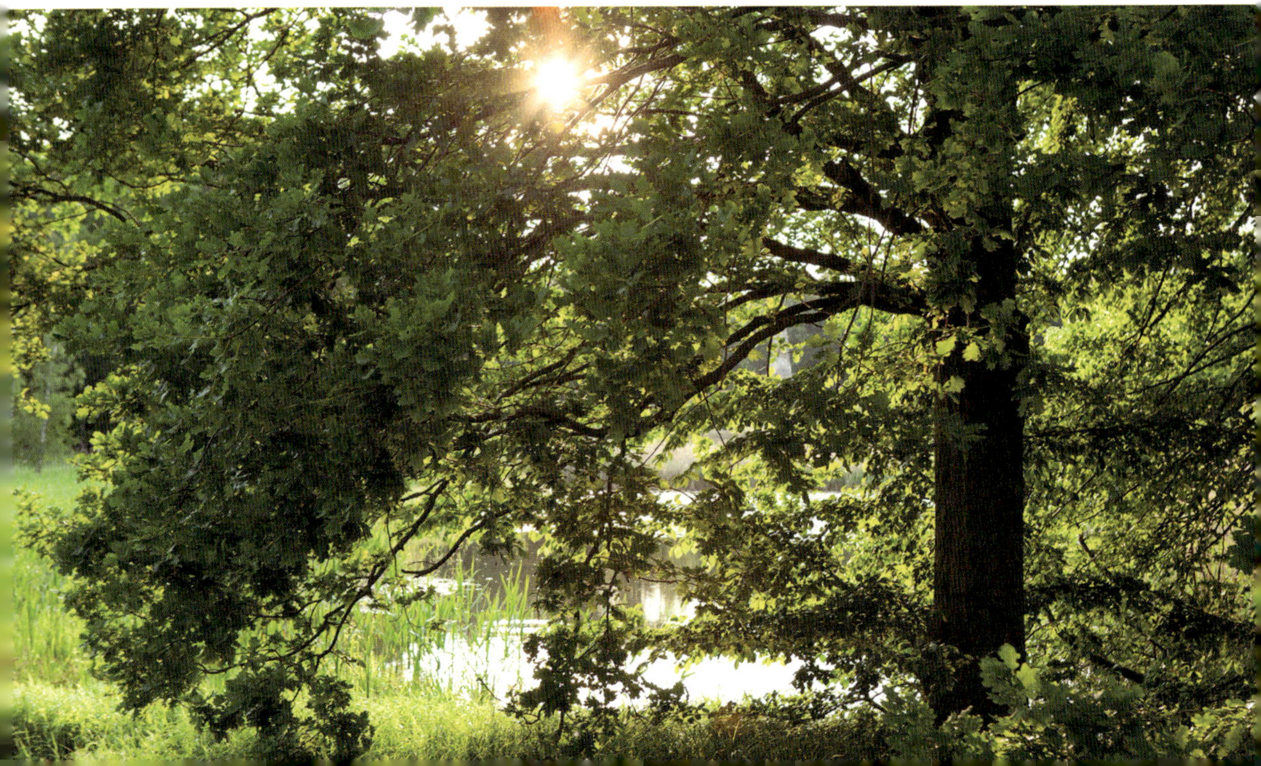

aus der Perspektive des akuten Überlebens. Die langfristigen Wirkungen Ihrer Handlungen und Worte sind da weniger interessant.

Untersuchungen zeigen, dass jeder Mensch ein optimales Stressniveau hat. Zu wenig Stress führt zu fehlender Motivation, zu viel Stress zu Überstimulation und Krankheit.

Achtsamkeit kann Ihnen helfen, mit einer höheren Stressbelastung fertigzuwerden, bevor Ihre Stressreaktion hochkocht.

Frühe Anzeichen für Stress bemerken

Woher wissen Sie, wenn Sie etwas zu stressen anfängt? Wie sehen die Frühwarnzeichen aus? Fängt Ihr Auge an zu zucken oder bekommen Sie Kopfschmerzen? Vielleicht werden Sie schneller ungeduldig oder fangen an, sich Sorgen zu machen. Wenn Sie sich Ihre frühen Stressreaktionen bewusst machen, können Sie geeignete Gegenmaßnahmen ergreifen, bevor der Stress außer Kontrolle gerät.

Regelmäßige Achtsamkeitsmeditationen und die achtsame Ausübung alltäglicher Aktivitäten machen Ihnen Ihre Gedanken, Gefühle und Körperempfindungen bewusster. Sie werden eher bemerken, wenn Ihre Stressbelastung zuzunehmen beginnt, und können etwas dagegen tun.

Nehmen Sie sich ein wenig Zeit, darüber nachzudenken, wie es war, als Sie das letzte Mal gestresst waren. Was ist mit Ihrem Körper passiert? Welche Körperbereiche waren angespannt? Wie hat sich Ihr Verhalten geändert? Welche Gefühle hatten Sie? Welche Gedanken sind Ihnen durch den Kopf gegangen? Behalten Sie das alles im Hinterkopf und halten Sie nach diesen Veränderungen Ausschau, wenn Sie vor der nächsten Herausforderung stehen. Sie können dann mithilfe der Achtsamkeit Ihre Stressbelastung auf ein erträgliches Maß reduzieren.

Ein Stresstagebuch ist eine gute Möglichkeit, die eigene Stressbelastung zu bewerten. Schreiben Sie auf,

- ✔ wie gestresst Sie sich auf einer Skala von 1 bis 10 fühlen, wobei 10 für eine extreme Stressbelastung steht,
- ✔ was den Stress verursacht,
- ✔ welche Gedanken Ihnen durch den Kopf gehen, Gefühle und Körperempfindungen, etwa Kopfschmerzen und angespannte Schultern,
- ✔ wie Sie auf den Stress antworten und wie Sie damit umgehen.

Mit diesem Wissen können Sie bessere Entscheidungen treffen, um die Stressbelastung zu senken.

Stress: Von der Reaktion zur Antwort

In Bezug auf Stresserlebnisse nenne ich das, was man automatisch macht, ohne darüber nachzudenken, Stressreaktionen. Wenn Sie Glück haben, sind einige Ihrer Reaktionen hilfreich und führen zu einer Stressminderung. Meist sind Stressreaktionen jedoch ungesund und führen nur zu mehr Stress. Eine *Antwort* ist dagegen achtsamer, sie schließt etwas Zeit zum Nachdenken mit ein, ist bewusst statt automatisch und in der Regel hilfreicher.

Ihre Stressreaktionen gründen auf Kindheitserfahrungen, Ihrer genetischen Anlage sowie bisherigen Stresserfahrungen. Wenn Ihre Bezugspersonen in einer bestimmten Weise auf Stress reagiert haben, ist die Chance groß, dass Sie sich ähnlich verhalten. Ihre eigenen Erfahrungen im Umgang mit Stress gehen ebenfalls in die Gleichung mit ein. Vielleicht haben Sie bisher immer mehrere Tassen Kaffee getrunken, wenn Sie sich gestresst fühlten. Sie mögen das zwar als wirksam empfunden haben, aber Koffein ist ein Stimulans, das bei zunehmendem Konsum die Stressbelastung *vergrößern* kann.

Automatische Reaktionen lassen Ihnen keine Wahlmöglichkeit. Wenn Sie regelmäßig Achtsamkeit üben, werden sich für Sie mehr Möglichkeiten ergeben, auf Stress zu *antworten*, sodass Sie ein zufriedenstellenderes Ergebnis erzielen werden.

Machen Sie sich die schädlichen und für Sie hilfreichen Möglichkeiten bewusst, um mit Stress umzugehen:

- ✔ Zu den schädlichen Reaktionen zählen zu viel Alkohol und Koffein, negatives Denken, abschweifende Gedanken, noch härter arbeiten und zu viel oder zu wenig essen.
- ✔ Hilfreiche Antworten sind etwa spazieren gehen, Sport treiben, sich mit Freunden treffen, meditieren (achtsames Atmen, Minimeditationen) oder Musik hören.
- ✔ Beobachten Sie, wie der Stress in Ihrem Körper und Geist aufsteigt und wieder abebbt. Betrachten Sie sich als Zeugen Ihrer Stressbelastung.
- ✔ Machen Sie sich Ihre unterschiedlichen Wahlmöglichkeiten nach einem stressreichen Ereignis bewusst und fangen Sie an, kleine hilfreiche Strategien wie einen Spaziergang oder ein Entspannungsbad zu wählen. Nutzen Sie Ihre Fähigkeit zur Achtsamkeit, um zu weiseren Entscheidungen zu gelangen.

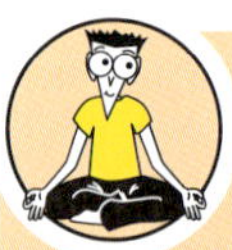

Mit Stress umgehen

1. Nehmen Sie Ihre aktuellen Reaktionen wahr.

   Was machen Ihr Körper, Ihr Geist und Ihre Gefühle? Zeigen Sie Anzeichen von Stress? Erkennen Sie die Tatsache an, dass Sie unter Stress leiden. Beobachten Sie, wie Sie auf den Stress reagieren. Ihr Körper ist möglicherweise in bestimmten Bereichen angespannt. Vielleicht leiden Sie unter Verdauungsstörungen oder schleppen schon seit Wochen eine Erkältung mit sich herum. Ihr Verhalten könnte anders sein als sonst. Vielleicht rasten Sie bei Kleinigkeiten gleich aus. Sie nehmen sich keine Zeit, Freunde zu treffen. Möglicherweise schwanken Ihre Gefühle. Vielleicht fühlen Sie sich müde und hilflos. Ihre Gedanken könnten überwiegend negativ sein und vielleicht leiden Sie unter Konzentrationsstörungen.

   In diesem Stadium müssen Sie sich nur bewusst machen, was passiert, ohne die Situation als schlecht oder falsch abzustempeln – nehmen Sie die Situation nur wahr, ohne Urteil. Schon dadurch, dass Sie sich bewusst werden, was passiert, beginnt sich Ihre Erfahrung zu verändern. Das liegt daran, dass Sie den Stress beobachten und nicht der Stress sind. Als Beobachter Ihrer Erfahrung sind Sie nicht mehr in den Gefühlen selbst gefangen. Sie können nicht das sein, was Sie beobachten.

2. Wählen Sie eine achtsame Antwort.

   Ausgehend von der bewussten Wahrnehmung der Stressbelastung, die Sie erfahren, und Ihrem momentanen Umgang mit dem Stress können Sie eine weise, achtsame Entscheidung treffen, wie Sie ihn am besten bewältigen. Sie kennen sich besser als sonst jemand – Sie müssen entscheiden, wie Sie am besten mit dem Stress fertigwerden. Indem Sie sich Ihre eigenen inneren Reaktionen bewusst machen, geben Sie kreativen Aktionen Raum, zu wachsen und die gewohnten, ausgetretenen Pfade zu ersetzen, die Sie sonst immer gewählt haben.

Den Stress ausatmen

Ihr Atem ist ein besonders hilfreicher Verbündeter, wenn es um die Stressbewältigung geht. Viele Entspannungsprogramme sind sich der Wirksamkeit des Atmens bei der Regulierung von Stress wohl bewusst und empfehlen bei hoher Stressbelastung tiefes Atmen.

Bei Achtsamkeitsübungen reicht es gewöhnlich aus, sich seines eigenen Atmens bewusst zu werden, ohne die Atemfrequenz zu verändern. Es gibt aber auch einige andere Techniken, die Ihnen helfen können, Stress zu mindern.

- ✔ **Zwerchfell- oder Bauchatmung:** Sie können die Bauchatmung im Liegen, Sitzen mit aufrechtem Rücken oder in einer anderen Position üben, in der Sie sich wohlfühlen. Atmen Sie natürlich ein und lassen Sie die Atemluft Ihren Bauch füllen. Atmen Sie wieder aus, wie Sie es sonst tun. Wiederholen Sie diesen Vorgang so oft, wie Sie es für nötig halten. Fühlen Sie jeden Atemzug in Ihren Körper hinein- und wieder hinausströmen.
- ✔ **Atemzüge zählen:** Fühlen Sie die Atemluft hinein- und hinausströmen. Zählen Sie jedes Mal, wenn Sie ausatmen. Fangen Sie bei eins an und zählen Sie bis zehn. Wenn Sie bei zehn angekommen sind, fangen Sie wieder bei eins an. Sollten Sie sich einmal verzählen, fangen Sie einfach wieder bei eins an. Es kommt nur darauf an, dass Sie jedes Mal, wenn Ihr Geist abzuschweifen beginnt, wieder bei eins anfangen, ohne sich selbst dafür zu kritisieren.
- ✔ **Tiefes achtsames Atmen:** Atmen Sie tief ein und lassen Sie die Atemluft in Ihren Bauch fließen. Halten Sie die Luft einige Augenblicke lang an und lassen Sie sie dann langsam wieder aus dem Körper herausfließen. Wiederholen Sie dies, solange Sie sich damit wohlfühlen. Lassen Sie beim Ausatmen Ihre Anspannung und Ihren Stress los, so gut Sie können.
- ✔ **Achtsames Atmen kombiniert mit anderen Aktivitäten:** Wenn Sie etwas Einfaches machen oder bestimmte Handlungsabläufe wiederholen, machen Sie sich währenddessen Ihr Atmen bewusst. Beim Gehen zum Beispiel fühlen Sie Ihren Atem und nehmen wahr, wie sich Ihre Atemfrequenz ändert. Wenn Sie darauf warten, dass Ihr Computer hochfährt, oder wenn Sie Wäsche aufhängen, lenken Sie einfach einen Teil Ihrer Aufmerksamkeit auf Ihren Atem und spüren Sie ihn.

Stress mithilfe des Geistes bewältigen

Stressoren verursachen den Stress nicht allein. Zunächst müssen Sie den Stress als Problem *interpretieren*, das sich möglicherweise negativ auf Sie auswirkt. Erst dann

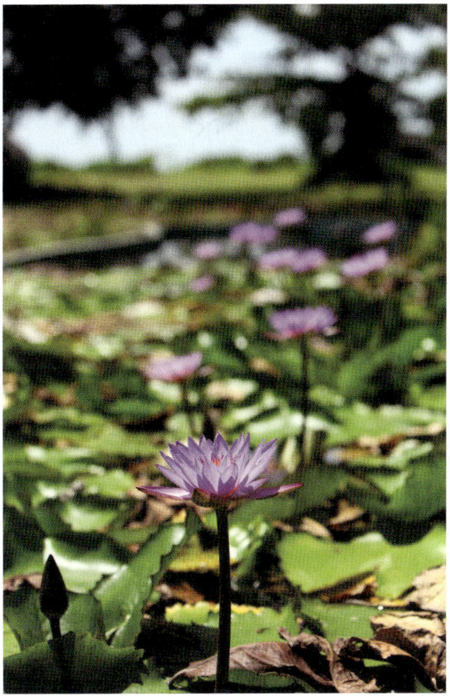

kommt es zu einer Stressreaktion. Wenn Sie sich daran erinnern, dass Sie nur Beobachter Ihres Stresses sind und nicht selbst der Stress, hilft Ihnen das, frei zu werden, und der Stress wird weniger problematisch.

Nutzen Sie die folgenden Tipps, um Ihre Stressbelastung zu mindern, indem Sie sich bewusst machen, wie Sie Herausforderungen interpretieren:

- ✔ **Schreiben Sie die Gedanken auf, die Ihnen Stress verursachen.** Der Schreibprozess hilft Ihnen, Ihren Geist zu bremsen, und ermöglicht Ihnen, die Stress auslösenden Gedanken einen nach dem anderen anzugehen. Denken Sie daran, dass Gedanken nicht unbedingt Tatsachen sind, sondern Ihr Stress eher dadurch verursacht wird, dass Sie sie für wahr halten. Sie können die Wirkung Ihrer Gedanken deutlich reduzieren, wenn Sie sie als Geräusche und Bilder betrachten, die im Bewusstsein auftauchen und wieder verschwinden.
- ✔ **Sehen Sie das Gesamtbild.** Wie wirkt es sich aus, wenn Sie die Dinge aus einer anderen Perspektive betrachten? Wie würden Sie sich fühlen, wenn Sie an der Stelle einer anderen Person wären? Das könnte die Person sein, die Ihren Stress zu verursachen scheint, oder jemand anders. Oder stellen Sie sich vor, Sie steigen hoch in den Himmel auf, weit weg von Ihrem Leben. Ist Ihr Stress jetzt immer noch eine so wichtige Sache?
- ✔ **Brechen Sie das Problem auf.** Wenn Sie ein großes Problem haben und sich ihm nicht stellen können, versuchen Sie, es in kleine Portionen aufzuteilen. Anschließend können Sie es Schritt für Schritt angehen.

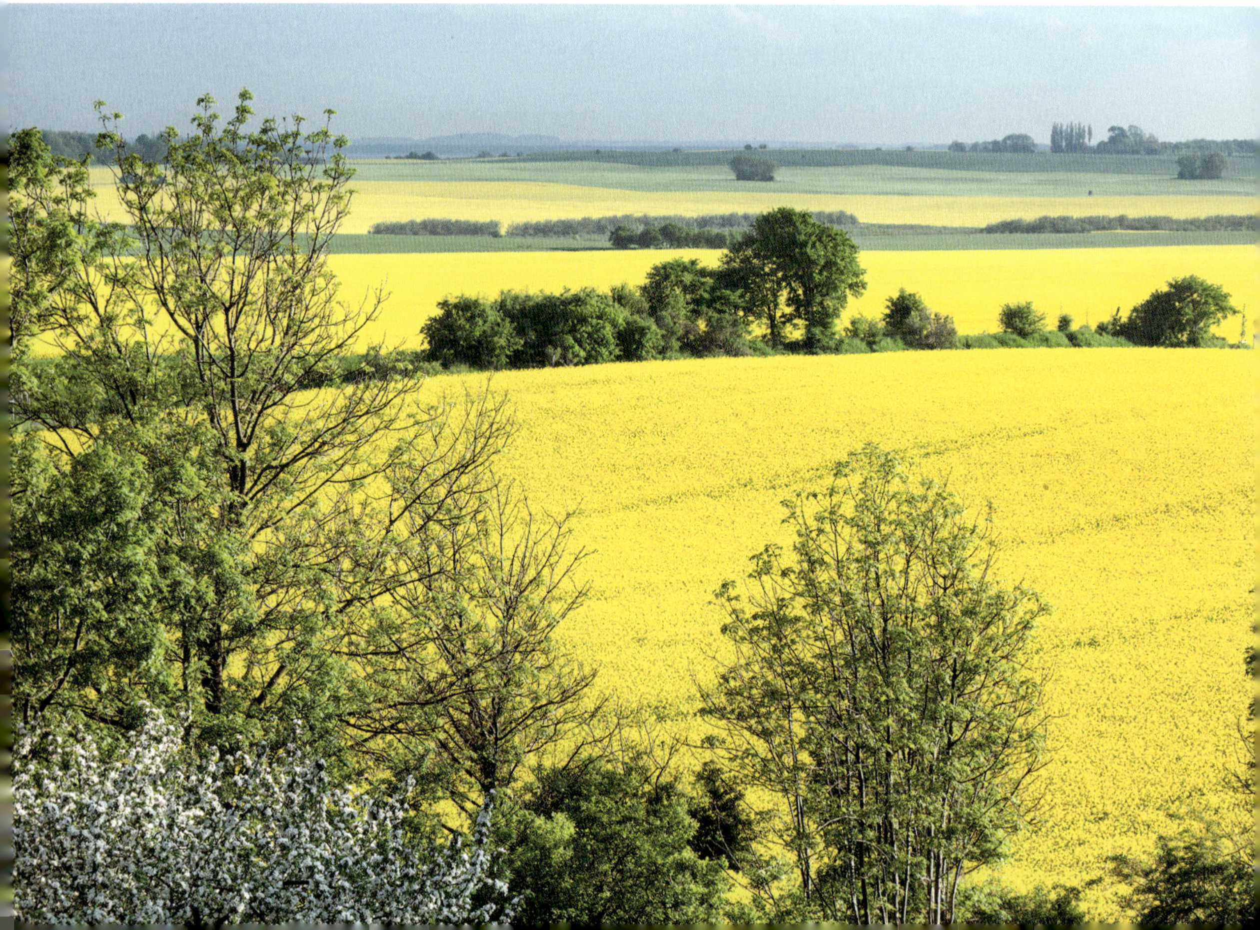

- **Betrachten Sie Probleme anders.** Wenn Sie Probleme als Herausforderungen betrachten, wird Ihr Geist automatisch beginnen, nach konstruktiven Lösungen zu suchen. Wenn Sie nur Probleme sehen, fühlen Sie sich eher ausgelaugt und gestresst durch diese Last auf Ihren Schultern.
- **Sprechen Sie mit jemandem über die Ursachen Ihrer Stressbelastung.** Gespräche über Ihr Problem helfen Ihnen wahrscheinlich, Aspekte zu sehen, an die Sie vorher nicht einmal gedacht haben, und nehmen den Problemen einen Teil ihrer Macht über Sie.
- **Befreien Sie sich vom Perfektionismus.** Perfektionismus ist ein häufiger Grund für hohe Stressbelastungen. Machen Sie sich klar, dass es unmöglich ist, perfekt zu sein. Senken Sie Ihre Maßstäbe entsprechend. Versuchen Sie, sich mit 80 Prozent Perfektion zufriedenzugeben, und stellen Sie fest, ob Ihnen das weiterhilft.
- **Würdigen Sie alles, was gut läuft.** Denken Sie an all die Dinge, die im Moment gut für Sie laufen, und schreiben Sie sie auf. Es müssen keine großartigen Dinge sein – es reicht völlig aus, wenn Sie bereits ein bisschen dankbar dafür sind. Auf diese Weise werden Sie weniger Stress empfinden.

Ärger abkühlen lassen

Ärger ist ein ganz normales menschliches Gefühl. Wenn Sie schlecht behandelt werden, ist es ganz natürlich, wenn Sie sich ärgern. Das Problem ist, was Sie mit dem Gefühl machen, wenn Sie sich oder andere Menschen mit Ihrem Ärger verletzen.

Wie alle Gefühle hängt auch der Ärger von der Interpretation der Situation ab und nicht von der Situation selbst. Wenn Sie an der Kasse zu wenig Wechselgeld zurückbekommen und das als Fehler betrachten, werden Sie der Kassiererin nichts vorwerfen und sich nichts weiter dabei denken. Wenn Sie jedoch denken, dass sie das absichtlich gemacht hat, werden Sie sich eher ärgern.

Vielleicht sind Sie sich des Gedankens, der Ihren Ärger ausgelöst hat, nicht bewusst, aber es muss ein Gedanke aufgetaucht sein, der dieses Gefühl hat aufsteigen lassen. Wenn Sie zum Beispiel denken »Dieser Kassierer wollte mich abzocken«, fühlen Sie den Ärger fast unmittelbar in Ihrem Körper aufsteigen. Sie erleben bestimmte körperliche Empfindungen, wenn Sie sich ärgern, etwa angespannte Schultern, eine angespannte Magengegend, Kopfschmerzen, zu Fäusten geballte Hände und zusammengepresste Kiefer, Konzentrationsmängel, Schweißausbruch, eine höhere Atemfrequenz, Ruhelosigkeit und ein schneller Puls.

Was tun, wenn der Baum brennt?

Sie kommen nach Hause und Ihr Partner hat kein Abendessen gemacht. Sie mussten Überstunden machen und fühlen, dass Sie anfangen, sich zu ärgern. Was tun Sie? Sie wissen, dass Sie vernünftigerweise in Ruhe über die Sache reden und den Konflikt lösen sollten, anstatt einen Streit vom Zaun zu brechen und den ganzen Abend zu verderben. Doch wie können Sie das schaffen?

Mit seinem Ärger fertigzuwerden, ist eine herausfordernde Aufgabe, und die in der Übung beschriebenen Schritte wird wohl niemand perfekt durchhalten. Behalten Sie die Schritte einfach im Hinterkopf und folgen Sie ihnen mit leichtem Frust statt mit ausgewachsenem Ärger. Wenn Sie das schaffen, werden Sie immer besser darin, Ihren brodelnden Ärger zu besänftigen.

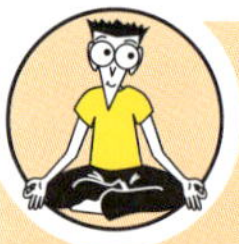

Akuten Ärger bewältigen

1. Machen Sie sich die körperlichen Symptome des Ärgers in Ihrem Körper bewusst.

   Nehmen Sie die Empfindungen in Ihrem Magen, in der Brust und im Gesicht wahr. Spüren Sie Ihre beschleunigte Herz- und Atemfrequenz. Beobachten Sie, ob Sie Ihre Hände zu Fäusten ballen oder die Kiefer aufeinanderpressen. Machen Sie sich Anspannungen in anderen Körperbereichen bewusst.

2. Atmen Sie. Atmen Sie in Ihre Körperempfindungen hinein.

   Schließen Sie dabei die Augen, wenn Sie möchten. Vielleicht hilft es Ihnen, wenn Sie innerlich zehn vollständige Atemzüge mitzählen. Stellen Sie sich vor, wie der Atem durch die Nase in den Bauch strömt und beim Ausatmen aus Ihren Fingern und Zehen nach außen fließt, wenn Ihnen das hilft.

3. Bleiben Sie bei Ihren Empfindungen, so gut Sie können.

   Begegnen Sie dem Gefühl des Ärgers mit Wohlwollen und Güte. Betrachten Sie Ihr Unbehagen, wie Sie eine Landschaft betrachten würden – lassen Sie sich Zeit und begeben Sie sich in Ihre eigene innere Landschaft. Versuchen Sie, den Ärger als eine Chance zu verstehen, das Gefühl kennenzulernen, zu spüren, wie er in Ihnen zu brennen beginnt und wie Ihr Atem diese Flamme abkühlen kann oder auch nicht.

4. Nehmen Sie Ihre Gedanken wahr.

   Gedanken wie »Das ist nicht fair« oder »Das lasse ich mir nicht gefallen« gießen Öl ins Feuer des Ärgers. Achten Sie darauf, wie es sich auswirkt, wenn Sie diese Gedanken loslassen, hauptsächlich zugunsten Ihrer Gesundheit und Ihres Wohlbefindens. Wenn Sie von Ihren Gedanken nicht ablassen können, was häufig der Fall ist, beobachten Sie einfach weiter, wie Ihre Gedanken und Gefühle sich gegenseitig nähren und die Erfahrung des Ärgers und andere Gefühle wie Schuld, Frustration und Traurigkeit immer wieder neu erzeugen. Wenn sehr viel Energie durch Ihren Körper pulsiert, versuchen Sie, sich durch den Raum zu bewegen und den Kontakt zwischen Ihren Füßen und dem Boden zu spüren. Sie können stattdessen auch langsame und achtsame Dehnbewegungen machen und Ihren Körper spüren, während Sie die verschiedenen Muskelgruppen strecken.

5. Schaffen Sie Abstand.

   Treten Sie ein Stück von Ihren Erfahrungen zurück. Machen Sie sich klar, dass Sie Beobachter Ihrer Gedanken und Gefühle und nicht die Gedanken und Gefühle selbst sind. So wie Bilder auf eine Leinwand projiziert werden, ohne die Leinwand zu beeinträchtigen, so tauchen Gedanken, Gefühle und Empfindungen in Ihrem Bewusstsein auf, ohne dass es Sie in Ihrem Bewusstsein berührt.

6. Kommunizieren Sie.

   Sobald der Hauptärger verflogen ist, sollten Sie mit Ihrem Gegenüber über Ihre Gefühle sprechen. Machen Sie »Ich«-Aussagen statt »Du«-Anklagen. Wenn Sie Ihr Gegenüber für Ihre Gefühle verantwortlich machen, werden Sie gleich auf eine Defensivfront stoßen. Sagen Sie: »Ich war verärgert, weil du kein Abendessen gemacht hast« statt

»Du hast mich verärgert, weil du kein Abendessen gemacht hast«, dann übernehmen Sie die Verantwortung für Ihre Gefühle. Bleiben Sie sich während des Gesprächs Ihrer Gefühle bewusst und lassen Sie jegliche Aggression los – weniger Aggression und mehr Ehrlichkeit werden eher zu einer harmonischen und produktiven Kommunikation und einem entsprechenden Ergebnis führen.

Es gibt noch weitere Möglichkeiten, Ärger in den Griff zu bekommen:

- **Machen Sie sich die Denkmuster bewusst, die Ihren Ärger nähren.** Dazu gehören etwa Übergeneralisierungen (»Du respektierst mich einfach nie«), Gedankenlesen (Sie glauben zu wissen, was Ihr Gegenüber denkt, und gehen dabei oft von negativen Gedanken aus: »Ich weiß, dass du denkst, ich hacke zu viel auf dir herum«), Schuldzuweisungen (»Immer ärgerst du mich« oder »Das ist alles ihre Schuld«), anstatt selbst Verantwortung für den Ärger zu übernehmen.
- **Achtsame körperliche Betätigung.** Durch achtsame Bewegungen und gleichzeitige aufmerksame Beobachtung aller körperlichen Empfindungen trainieren Sie auch Ihre Achtsamkeitsmuskeln. Das wiederum fördert Ihre Aufmerksamkeit und reduziert die Wahrscheinlichkeit automatischer Reaktionen.
- **Lassen Sie sich auf Ihre Sinne ein.** Hören Sie die Geräusche in Ihrem Umfeld oder hören Sie achtsam Musik. Essen Sie einen Imbiss so langsam Sie können und kauen und schmecken Sie mit viel Aufmerksamkeit. Nehmen Sie ein Bad und spüren Sie die Empfindungen auf Ihrer Haut. Schauen Sie aus dem Fenster und genießen Sie den Himmel, die Wolken, die Natur. Riechen Sie die Bäume, den Regen.
- **Stellen Sie Ihre Reaktion infrage.** Fragen Sie sich: »Ist es das wert?«, »Ist das insgesamt betrachtet wichtig?«, »Wie kann ich anders auf diese Situation reagieren?«, »Was wäre jetzt hilfreicher?«

Den Energiehaushalt erkunden

Es gibt Aktivitäten, die sind wie Blutegel – sie saugen Ihnen die letzte Energie aus dem Körper. Wenn Sie herausfinden und achtsam darüber reflektieren, was Ihnen Energie abzieht, können Sie Ihre Lebensweise entsprechend umplanen oder den Einfluss der Energiefresser reduzieren. Zu den Energiefressern gehören:

- **Zu viel Stress:** Stressreaktionen (Kampf-Flucht-Reaktion) ziehen Ihre gesamten

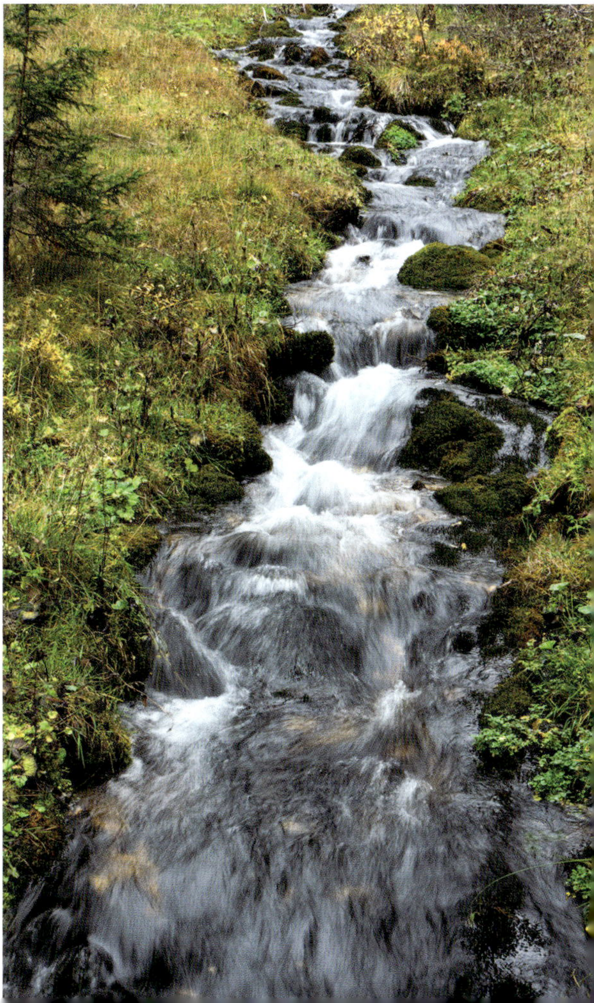

In Achtsamkeitsgruppen wird gelegentlich eine Technik mit dem Namen BAND geübt, die auf den achtsamen Umgang mit Gefühlen abgestimmt ist. Dieses BAND verbindet nach innen hin nicht nur Körper und Geist, sondern wirkt auch nach außen verbindend.

- **B**ewusst machen: Registrieren Sie, dass ein starkes Gefühl da ist.
- **A**kzeptieren: Gestehen Sie sich ein, dass das Gefühl da ist.
- **N**otiz nehmen: Nehmen Sie Gedanken, Gefühle und Körperempfindungen wahr.
- **D**istanzieren: Identifizieren Sie sich nicht mit dem vorübergehenden Gefühl.

Energiereserven aus dem Verdauungssystem und dem Immunsystem ab und pumpen sie in die Muskulatur. Wenn Sie diese Stressreaktionen immer wieder in Anspruch nehmen, werden Ihre Energiereserven weiter schwinden.

- **Zu viel Denken:** Wenn Sie Ihre Gedanken zu ernst nehmen, widmen Sie Ihrem Geist zu viel Aufmerksamkeit. Das ermutigt ihn nur dazu, immer mehr zu denken. Ihr Gehirn verbraucht immerhin satte 20 Prozent Ihres Energiehaushalts – wenn Sie Ihren Gedanken zu viel Aufmerksamkeit schenken, geraten sie außer Kontrolle und zapfen Ihnen noch mehr Energie ab.
- **Zu viel Zucker:** Zucker scheint zwar Ihr Energieniveau kurzfristig zu steigern, aber es geht genauso schnell auch wieder abwärts. Reduzieren Sie den Konsum von raffiniertem Zucker und achten Sie besonders auf Nahrungsmittel mit geringem Fettanteil, die jedoch sehr viel Zucker enthalten, damit sie trotzdem gut schmecken.
- **Frühstück auslassen:** Die Pluspunkte eines gesunden Frühstücks sind vielfach wissenschaftlich erwiesen. Wer kein Frühstück zu sich nimmt, leidet nicht nur unter mangelnder Energie, sondern wird auch eher Gewicht zunehmen, weil er im weiteren Tagesverlauf zu viel isst.

Machen Sie einen kleinen Energie-Check, indem Sie Ihren Energiehaushalt während einer ganz normalen Woche (oder länger) beobachten. Anhand Ihrer Beobachtungen können Sie feststellen,

- wie sich Ihr Energieniveau von einem Tag auf den anderen verändert,
- zu welcher Tageszeit Sie am meisten Energie zur Verfügung haben,
- ob sich Muster abzeichnen – unter Umständen steigern oder mindern bestimmte Nahrungsmittel oder körperliche Aktivitäten Ihr Energieniveau.

Machen Sie täglich Achtsamkeitsmeditationen, um herauszufinden, wie sich diese Übung auf Ihren Energiehaushalt auswirkt.

Energie tanken

Sie können Ihren Energiehaushalt steuern, indem Sie aktive und gesunde Maßnahmen ergreifen, die Ihre Lebendigkeit steigern. Denken Sie aber daran, dass Sie auf der Suche nach Energie sind, die Sie wiederbelebt und nicht etwa überstimuliert! Befolgen Sie also die nachstehenden Vorschläge mit achtsamer, sanfter Aufmerksamkeit:

- **Machen Sie achtsame körperliche Übungen.** Regelmäßige Bewegungsübungen erfordern zwar etwas Energie, geben Ihnen gleichzeitig aber auch einen Schub. Das kann an der Ausschüttung eines chemischen Stoffes namens Serotonin liegen, der dazu führt, dass Sie sich besser fühlen und weniger frustriert und gestresst sind. Gesundheitsorganisationen empfehlen täglich eine halbe Stunde körperliche Anstrengung.
- **Genießen Sie achtsame regelmäßige Mahlzeiten.** Essen Sie in regelmäßigen Abständen kleinere Mahlzeiten statt wenige, aber dafür größere Portionen. Essen Sie achtsam, indem Sie sich Ihr Essen ansehen, den Geschmack wahrnehmen, immer zu Ende kauen und dann erst den nächsten Bissen nehmen und beim Essen nichts anderes machen.
- **Trinken Sie viel Wasser.** Nehmen Sie sich vor, sechs bis acht Gläser Wasser über den Tag verteilt zu trinken. Machen Sie sich Ihren Durst bewusst (oder, besser noch, trinken Sie, bevor Sie Durst haben). Denken Sie beim Trinken daran, wie glücklich Sie sich schätzen können, dass Sie so leichten Zugang zu Trinkwasser haben. Fühlen Sie das Wasser in Ihrem Mund und nehmen Sie seine kühlende Wirkung wahr.
- **Meditieren Sie.** Wenn Sie täglich Ihre Übungen machen, werden Sie immer weniger zu Stress neigen und Ihr Energieniveau eher auf ein gesundes Maß anheben können. Je besser Sie ruhig und konzentriert bleiben können, desto ruhiger und konzentrierter können Sie auch Ihre Energie einsetzen.

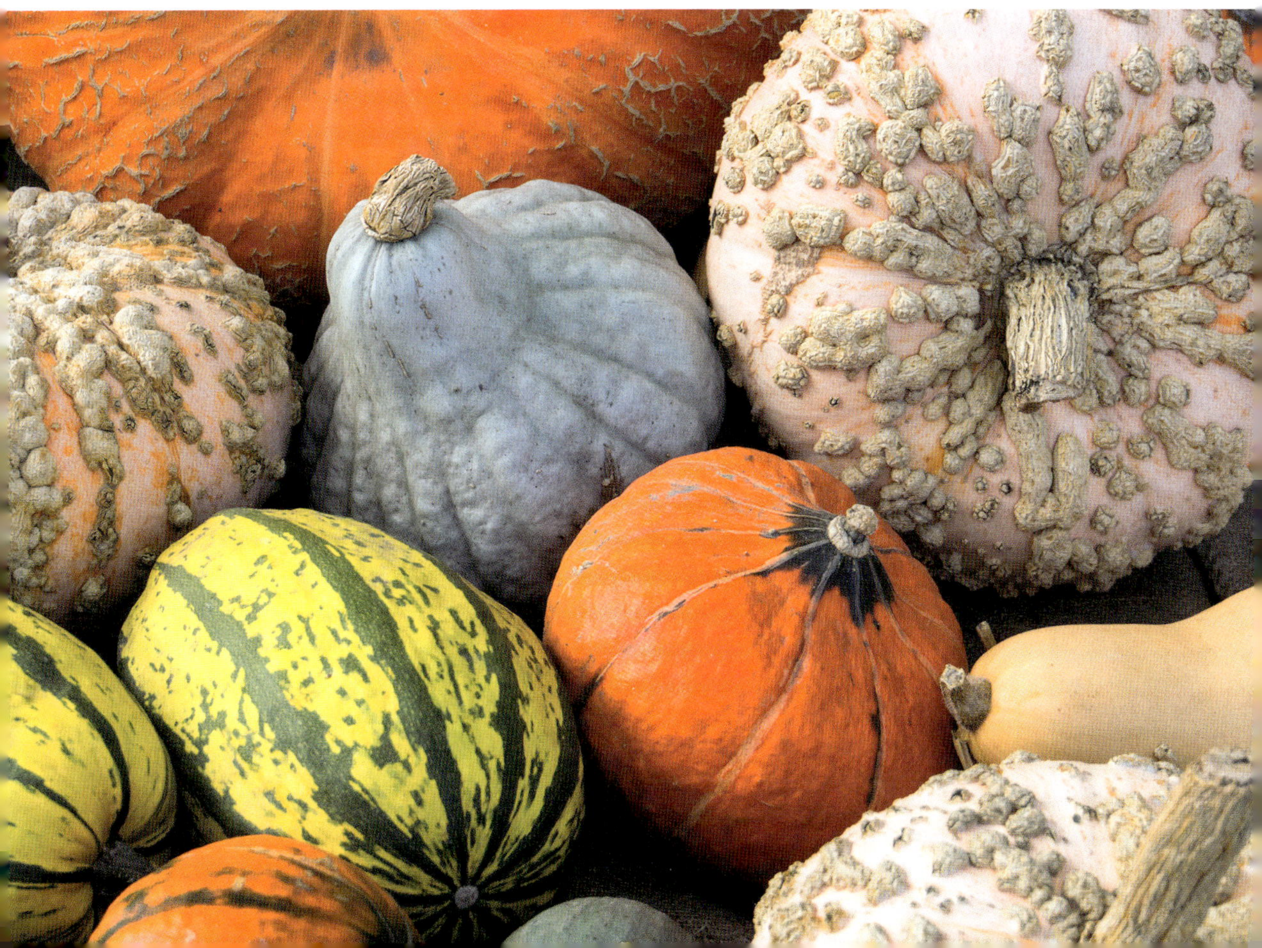

Prickelnde Energie dank Meditation

Die folgende Meditation können Sie machen, wann immer Sie sich vornehmen, Ihr Energieniveau zu heben.

1. Setzen oder legen Sie sich in eine Position, die Ihnen im Augenblick angenehm ist. Sie können aufrecht auf einem Stuhl sitzen oder auch auf dem Bett liegen.
2. Nehmen Sie sich für diese Meditation vor, sich auf alles einzulassen, was in Ihnen auftaucht, ohne etwas wegzuschieben oder an Erfahrungen festhalten zu wollen.
3. Fühlen Sie die sanften, rhythmischen Empfindungen Ihres Atems. Spüren Sie diese Empfindungen von einem Augenblick zum anderen, ohne zu urteilen. Lassen Sie das Atmen einfach geschehen. Stellen Sie sich beim Einatmen vor, wie nahrhafter, frischer und energiereicher Sauerstoff in Ihren Körper strömt. Entwickeln Sie ein Gefühl dafür, wie dieser nahrhafte Sauerstoff Ihren ganzen Körper durchdringt und jede einzelne Zelle großzügig versorgt. Stellen Sie sich beim Ausatmen vor, dass alle Gifte aus Ihrem Körper ausgestoßen werden. Atmen Sie alles aus, was Sie quält, und lassen Sie schädliche Gedanken, Gefühle, Ideen und Empfindungen los.
4. Fühlen Sie sich mit jedem Atemzug energiereicher und gehoben. Sie sind eigentlich ein Energiebehälter, der mit seiner Umgebung in ständigem Austausch steht. Stellen Sie sich das vor, während Sie weiter atmen. Fühlen Sie den Energieaustausch mit Ihrer Umgebung – ein Prozess des Gebens und des Nehmens, ein Kreislauf.
5. Machen Sie sich jetzt wieder Ihren Atem bewusst. Genießen Sie das Einatmen und Ausatmen mit einem Gefühl der Akzeptanz, Fürsorge und Empathie.
6. Bereiten Sie sich auf das Ende der Meditation vor und nehmen Sie den Übergang in den normalen Wachzustand wahr. Bleiben Sie sich des ständigen Energieaustauschs mit Ihrer Umgebung bewusst, während Sie Ihren alltäglichen Aktivitäten nachgehen.

Track 17

Ängste und Depressionen bekämpfen

Ängste und Depressionen sind ernst zu nehmende Krankheiten. Nach Angaben der Weltgesundheitsorganisation (WHO) sind Depressionen die häufigste Ursache für Erwerbsunfähigkeit und betreffen weltweit 121 Millionen Menschen. Etwa jeder sechste Mensch leidet im Laufe seines Lebens an einer klinischen Depression. Jeder fünfzigste leidet in seinem Leben an einer generalisierten Angststörung und empfindet den ganzen Tag lang Angst.

Die Medizin hat Hinweise gesammelt, dass Achtsamkeit Menschen mit wiederkehrenden Depressionen wirksam helfen kann, und auch Untersuchungen unter Ängsten leidender Menschen sind vielversprechend verlaufen. Wenn Sie an einer dieser Krankheiten leiden, könnten Ihnen die Ratschläge in diesem Abschnitt durchaus weiterhelfen.

Wenn Sie jedoch den Eindruck haben, dass Sie an einer Krankheit leiden, lassen Sie sich in jedem Fall ärztlich beraten, bevor Sie irgendeine Empfehlung in diesem Buch befolgen. Wenn bei Ihnen eine Depression diagnostiziert wurde, warten Sie ab, bis Ihr Zustand sich so weit gebessert hat, dass Sie die Übungen in diesem Kapitel vertragen und praktizieren können. Oft ergänzen Achtsamkeitsübungen andere Therapien oder Medikationen gut – aber auch in dieser Frage sollten Sie auf jeden Fall Ihren Arzt konsultieren.

Achtsam mit Depressionen umgehen

Depression ist nicht dasselbe wie Traurigkeit. Traurigkeit ist ein natürliches und gesundes Gefühl, das jeder Mensch von Zeit zu Zeit erlebt. Wenn sich etwas nicht so entwickelt, wie Sie es erwartet haben, sind Sie möglicherweise traurig. Die gedrückte Stimmung dauert eine Weile an und schlägt sich auf Ihre Gedanken, Worte und Handlungen nieder, aber nicht übermäßig.

Eine Depression ist etwas ganz anderes. Wenn Sie depressiv sind, haben Sie das Gefühl, es kann Ihnen nie wieder besser gehen, egal was Sie auch tun. Zu den Symptomen der Depression zählen unter anderem:

- ✔ eine niedergedrückte Stimmung
- ✔ Schuldgefühle oder ein niedriges Selbstwertgefühl
- ✔ Schlafstörungen
- ✔ Interesse- und Freudlosigkeit
- ✔ Konzentrationsprobleme
- ✔ Appetitverlust
- ✔ niedriges Energieniveau

Es trägt ganz entscheidend zum Rückfall in die Depression und ihrem weiteren Fortbestand bei, wenn Sie aktiv versuchen, negative Stimmungen zu vermeiden. Die Achtsamkeit lädt Sie ein, Ihren Gefühlen gegenüber eine andere Haltung zu entwickeln. Depressionen sind unangenehm, aber Sie können sehen, was passiert, wenn Sie sich

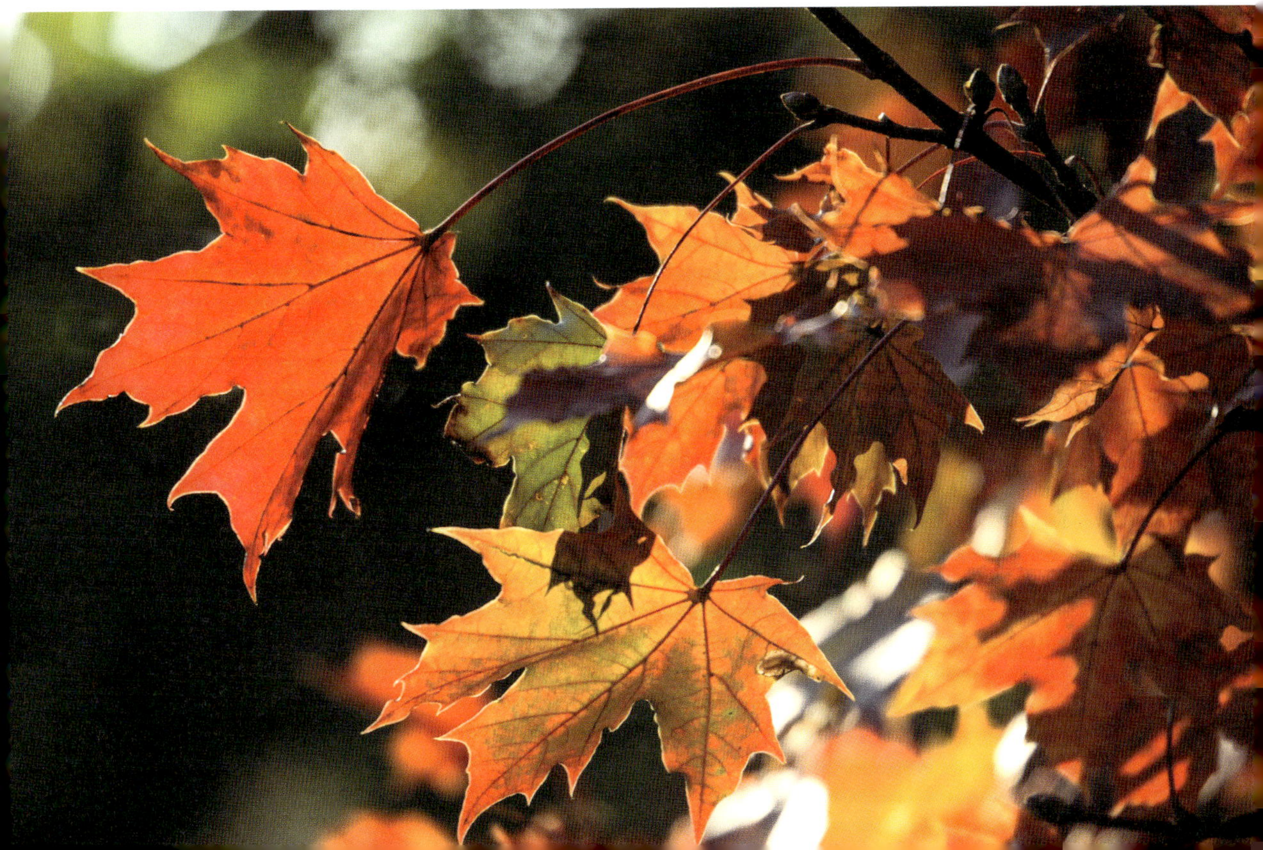

mit Wohlwollen, Neugier, Mitgefühl und Akzeptanz auf Ihre Empfindungen einlassen. Mit den folgenden Übungen können Sie versuchen, Ihre Beziehung zu Ihrer Stimmung zu ändern:

- **Finden Sie heraus, wo Sie das Gefühl in Ihrem Körper spüren.** Ist Ihr Magen oder Ihre Brust angespannt? Was passiert, wenn Sie sich dieser Körperempfindung, wie immer sie auch aussieht, mit Wohlwollen und Neugier nähern?
- **Betrachten Sie sich selbst als von Ihrer Stimmung, Ihren Gedanken und Gefühlen getrennt.** Sie sind der Beobachter Ihrer Empfindungen, nicht die Empfindung selbst.
- **Nehmen Sie die Art der Gedanken wahr, die Sie denken.** Sind es selbstkritische, negative Gedanken, die das Schlimmste vorhersehen und voreilige Schlüsse ziehen? Wiederholen sich die Gedanken immer wieder? Begegnen Sie Ihren Denkmustern mit Neugier.
- **Nehmen Sie Ihre Neigung wahr, das Gefühl loszuwerden.** Versuchen Sie, ob Sie von der Vermeidungsstrategie weg zu mehr Akzeptanz kommen können, und beobachten Sie, wie sich das auswirkt.
- **Probieren Sie eine dreiminütige Atempause aus.** Treffen Sie im Anschluss an die Übung eine weise Entscheidung, was wohl das Hilfreichste wäre, das Sie im Moment tun könnten, um sich etwas Gutes zu tun.
- **Erkennen Sie an, dass das ständige Grübeln und die gedrückte Stimmung Teil Ihrer Erfahrung sind und nicht der Kern Ihres Seins.** Ein Gefühl taucht in Ihrem Bewusstsein auf und verschwindet irgendwann wieder. Die Übernahme einer dezentrierten, losgelösten Perspektive bedeutet, dass Sie Ihre gedrückte Stimmung nicht als zentralen Aspekt Ihres Selbst betrachten – dessen, was Sie sind.

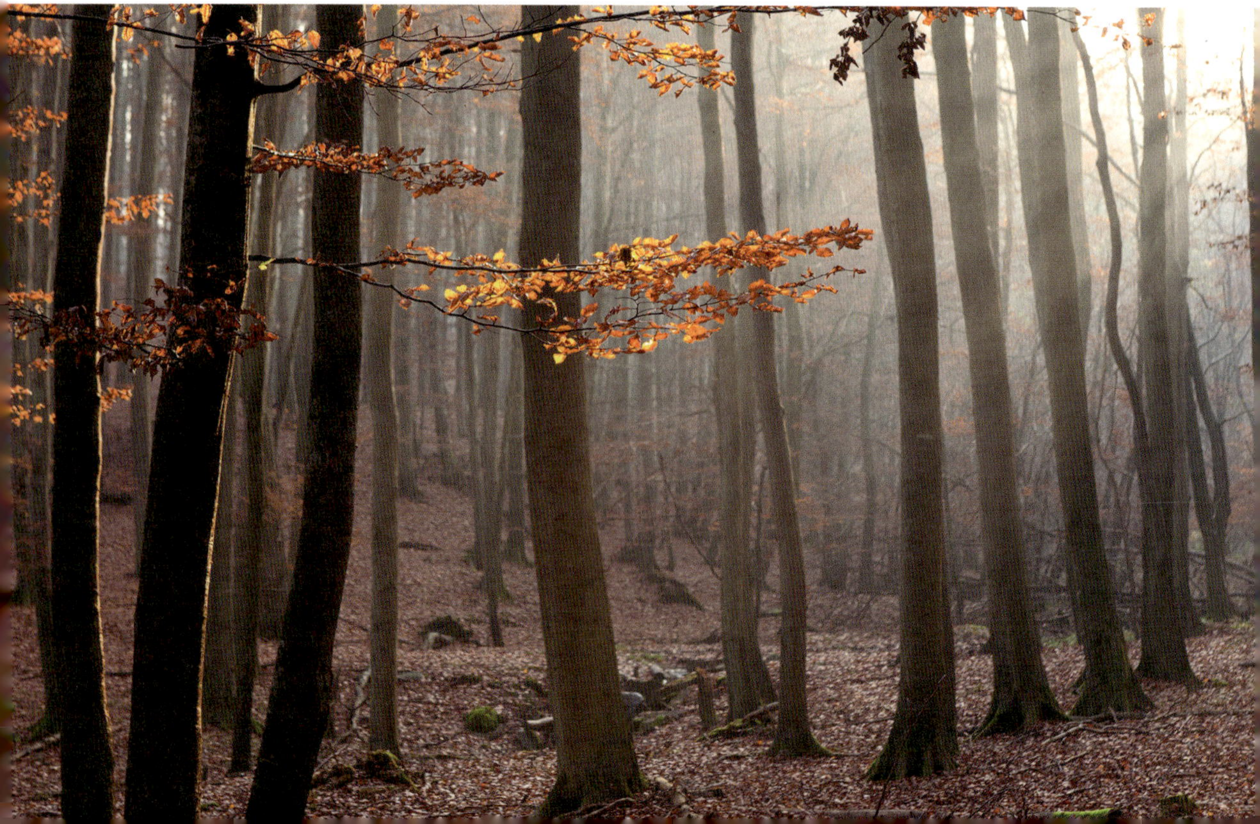

Achtsamkeitsbasierte kognitive Therapie

Die achtsamkeitsbasierte kognitive Therapie (MBCT – Mindfulness-Based Cognitive Therapy) ist ein achtwöchiges Gruppenprogramm, das auf dem Kurs für achtsamkeitsbasierte Stressreduktion (MBSR – Mindfulness-Based Stress Reduction) aufbaut, den ich in Kapitel 4 beschreibe. Der MBCT-Kurs wurde eigens für Patienten entwickelt, die unter wiederholten Depressionen leiden. Untersuchungen haben ergeben, dass MBCT bei Betroffenen mit drei oder mehr depressiven Episoden um 50 Prozent wirksamer ist als die üblichen Behandlungsmethoden. MBCT ist ein Zweig einer allgemeineren Therapieform mit dem Namen kognitive Verhaltenstherapie (KVT), die darauf aufbaut, dass Gedanken, Gefühle und Handlungen eng miteinander verknüpft sind.

Die traditionelle kognitive Verhaltenstherapie ermutigt dazu, die unrealistischen, negativen Gedanken über die eigene Person, andere Menschen und die Welt im Allgemeinen infrage zu stellen. Die achtsamkeitsbasierte kognitive Therapie verfolgt einen etwas anderen Ansatz. Anstatt bewusst alternative Gedanken in Betracht zu ziehen, bewegt man sich dezentriert, wohlwollend, neugierig und mitfühlend – mit anderen Worten, achtsam – auf die unangenehmen Gedanken, Gefühle und Körperempfindungen zu. Die Betonung liegt hier nicht auf der Veränderung der Erfahrung, sondern darauf, sich anders auf die Erfahrung einzulassen. Die Fähigkeit dazu erwirbt man durch Achtsamkeitsmeditationen.

Wenn Sie auf eigene Faust mithilfe dieses Buches einen MBCT-Kurs machen wollen, können Sie es mit dem achtwöchigen MBSR-Kurs versuchen, den ich in Kapitel 4 beschreibe. Das ist nicht dasselbe wie ein Kurs in einer Gruppe, der von einem professionellen Lehrer geleitet wird, aber es vermittelt Ihnen zum einen eine Vorstellung davon, was Sie erwarten können, und wird Ihnen zum anderen sicher helfen.

Ängste besänftigen

Angst ist ein natürliches menschliches Gefühl, das durch körperliche Anspannung, unruhige Gedanken und körperliche Veränderungen wie einen erhöhten Blutdruck gekennzeichnet ist. Wir empfinden Angst, wenn wir uns bedroht fühlen. Furcht ist Teil unseres Überlebensmechanismus.

Es ist nicht leicht, angstvolle Gedanken loszuwerden. Und je mehr Sie versuchen, sie wegzuschieben, desto stärker scheinen sich die Sorgen und Ängste festzuklammern. So kann man schnell in einen negativen Kreislauf geraten, in dem das Negative mit zunehmender Gegenwehr immer stärker wird.

Achtsamkeit ermutigt Sie, sich allen Erfahrungen zu stellen und sie anzunehmen, auch die unangenehmen. Auf angstvolle Gedanken und Gefühle angewendet bedeutet das, sie nicht durch Vermeidung zu stärken und ihnen die Kontrolle über Ihr Leben zu überlassen, sondern sich ihnen langsam zu öffnen, wohlwollend und sanft, und damit zu verhindern, dass sie sich über die Maßen aufbauschen.

Achtsamkeit macht Ihnen auch deutlich, dass Sie nicht mit Ihren Gefühlen identisch sind und dass Ihre Gefühle flüchtig sind. Insofern hilft sie Ihnen, Ihre Angst zu mindern. Und schließlich ermutigt Sie Achtsamkeit, Ihre Sorgen loszulassen und Ihre Aufmerksamkeit auf den gegenwärtigen Augenblick zu lenken.

Wenn Sie an Ihren Ängsten etwas ändern wollen, müssen Sie die richtige Beziehung zu Ihrer Angst finden, damit Sie es mit dem Gefühl aushalten. Auf der Grundlage dieser sicheren Beziehung können Sie der Angst gestatten, da zu sein, ohne sie unterdrücken oder auf sie reagieren zu müssen.

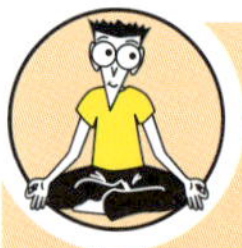

Angst annehmen

1. Machen Sie es sich bequem und setzen Sie sich in einer würdigen Haltung auf einen Stuhl oder ein Sofa.

   Fragen Sie sich: »Was erfahre ich gerade jetzt, im gegenwärtigen Augenblick?« Reflektieren Sie die Gedanken, die Ihnen durch den Kopf gehen, die Gefühle, die in Ihnen aufsteigen, und die Empfindungen in Ihrem Körper. Öffnen Sie sich, so gut Sie können, ein paar Minuten lang für die Erfahrungen im Hier und Jetzt.

2. Legen Sie Ihre Hand auf Ihren Bauch und fühlen Sie, wie er sich mit dem Ein- und Ausatmen hebt und senkt.

   Halten Sie Ihre Aufmerksamkeit in diesem Bereich. Wenn sorgenvolle Gedanken Ihre Aufmerksamkeit verlangen, erkennen Sie an, dass sie da sind, und kehren Sie wieder zum gegenwärtigen Augenblick zurück. Üben Sie möglichst keine Selbstkritik und konzentrieren Sie sich auf das Ein- und Ausatmen. Machen Sie das so ein paar Minuten lang.

3. Wenn Sie fertig sind, weiten Sie Ihr Bewusstsein und fühlen Sie mit weiträumiger Aufmerksamkeit, wie Ihr ganzer Körper atmet.

   Sie können sich dabei vorstellen, dass die Konturen Ihres Körpers ein- und ausatmen, wie es durch die Hautatmung auch tatsächlich passiert. Setzen Sie dies fort, solange Sie möchten.

4. Nehmen Sie den Übergang von dieser Achtsamkeitsübung in Ihren Alltag wahr.

   Nehmen Sie die sanfte, wohlwollende Aufmerksamkeit mit in Ihre Alltagsaktivitäten und warten Sie ab, ob und wie sich die achtsame Aufmerksamkeit auswirkt. Wenn Ihnen die Übung weiterhilft, greifen Sie diese Meditation immer dann auf, wenn Sie nach der Erfahrung aufdringlicher Gedanken und Sorgen »ein Quantum« Trost brauchen.

Angst aushalten

Sie müssen Ihrer Angst nicht gleich von Angesicht zu Angesicht gegenübertreten. Sie können diesen Prozess über einen Zeitraum von einigen Tagen, Wochen oder Monaten ausdehnen.

1. Beobachten Sie, wie Sie normalerweise reagieren, wenn Angst in Ihnen aufsteigt. Wenn Sie immer ängstlich sind, nehmen Sie Ihre momentane Haltung dem Gefühl gegenüber wahr.

2. Erwägen Sie die Möglichkeit, Ihrer Angst achtsamer zu begegnen.

3. Fühlen Sie die Angst etwa eine Minute mit so viel Wohlwollen und Wärme, wie Sie können, und atmen Sie hinein.

4. Nehmen Sie die Farbe, Form und Struktur des Gefühls wahr. Wo in Ihrem Körper spüren Sie es? Nimmt die Intensität der Empfindung zu oder ab, wenn Sie Ihre achtsame Aufmerksamkeit darauf lenken? Erkunden Sie diesen Bereich irgendwo zwischen zurückhaltend und zielstrebig und lassen Sie sich faszinieren von dem, was an diesem Grenzbereich mit Ihrem wohlwollenden, mitfühlenden Bewusstsein passiert.

5. Betrachten Sie das Gefühl mit Wärme und Neugier, wie Sie einen schönen Baum oder eine Blume betrachten würden. Atmen Sie in die verschiedenen Empfindungen hinein und betrachten Sie die Empfindungen als Ihren Lehrer. Heißen Sie das Gefühl willkommen, wie Sie einen Gast mit offenen Armen empfangen.

   Verstehen Sie diese Übung nicht als einen Wettbewerb, möglichst schnell von Schritt 1 zu Schritt 5 zu kommen, sondern als Prozess oder Reise, die Sie in Ihrem eigenen Tempo durchmachen. Der erste Schritt ist genauso wichtig, entscheidend und tief greifend wie der fünfte. Denken Sie daran, dass diese Schritte nur Anhaltspunkte sind – bewegen Sie sich auf die Angst oder jedes andere Gefühl zu, wie Sie es für richtig halten. Vertrauen Sie darauf, dass Ihnen Ihre angeborene Weisheit den Weg auf dieser inneren Reise weist.

Den Körper heilen

Achtsamkeit als Therapiemöglichkeit für Menschen mit ernsten medizinischen Problemen wurde in den USA eingeführt und wird auch in Europa immer populärer. Ärzte, die alle traditionellen Therapiemöglichkeiten ausgeschöpft hatten, überwiesen Patienten zur Stressminderung, wo sie lernten, achtsam mit Schmerzen, Ängsten und Stress umzugehen.

Dank der Achtsamkeitsübungen entdeckten die Patienten, wie sie eine andere Beziehung zu ihren Erfahrungen entwickeln konnten. Sie begannen, sich trotz ihrer Krankheiten besser zu fühlen. Ihre Symptome verschwanden dabei nicht unbedingt. Doch die Patienten entdeckten eine andere Möglichkeit, mit ihren Erkrankungen fertigzuwerden, und zwar auf der Grundlage eines Zustands der Ganzheitlichkeit und Weisheit statt der Angst und Disharmonie.

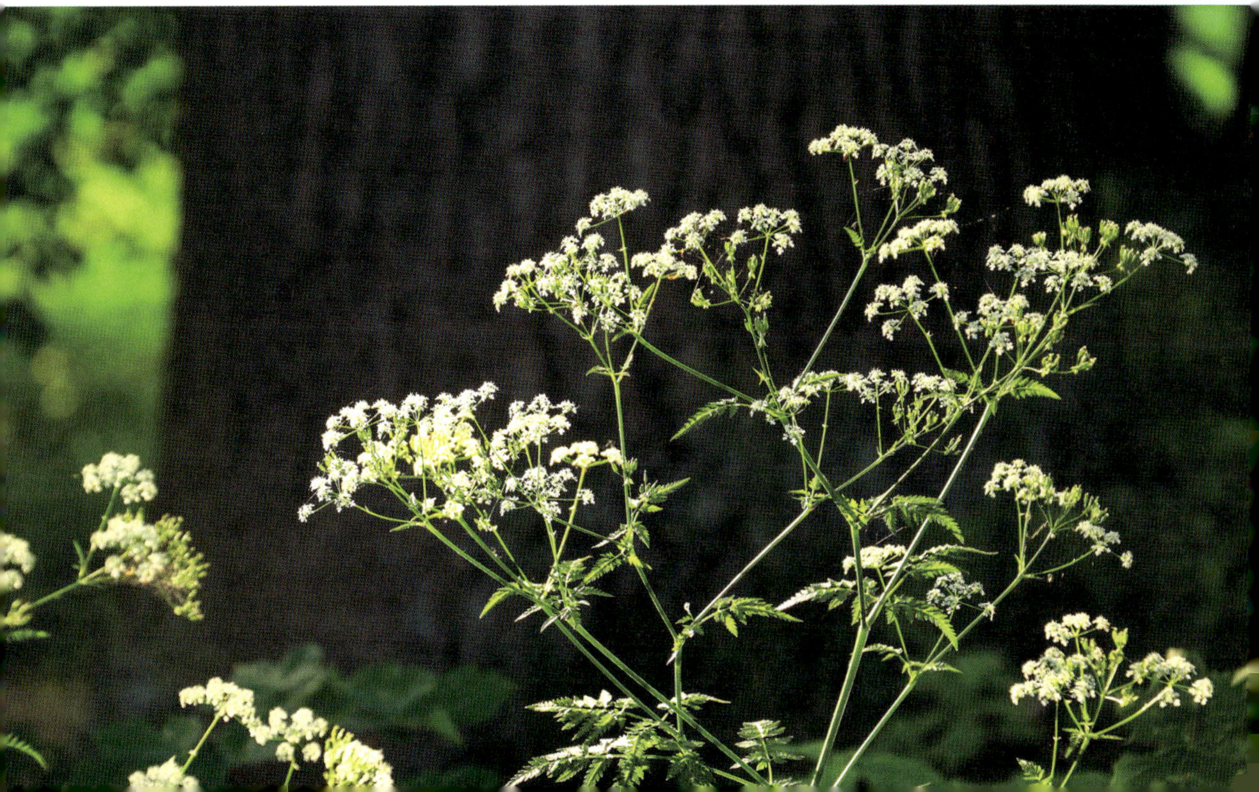

Das Ganze betrachten: Von innen heilen

Entwickeln Sie ein Gefühl dafür, was »ganz sein« für Sie bedeutet, und denken Sie weiter darüber nach. Bei der Meditation geht es darum, die dem Menschen innewohnende Fähigkeit zur Bewusstheit, Ganzheit und Freiheit zu nutzen, egal wie kaputt Ihnen Ihr eigener Körper erscheinen mag. Das ist eine ganz andere Sichtweise dessen, was Heilen eigentlich bedeutet, die aber einen Seelenfrieden herbeiführt, der dem Wohlbefinden förderlich ist.

Körperliche Erkrankungen sind nicht nur ein Problem des Körpers, sondern auch eines des Geistes. Körper und Geist sind ein Ganzes und nicht voneinander zu trennen. Wenn Sie an einer Krankheit leiden, müssen Sie sich um Körper und Geist kümmern, um Ihre Probleme optimal bewältigen zu können. Sie müssen auch bedenken, wie Sie unabhängig vom Zustand Ihres Körpers das Gefühl der Ganzheit erzeugen können. Unser Körper lässt irgendwann nach – aber wie kann man so leben, dass der langsame Verfall ein würdevoller Prozess ist und nicht von Stress, Angst und dem Gefühl geprägt wird, kaputt zu sein?

Wenn Sie Achtsamkeit üben, üben Sie einen Akt der Liebe. Sie gehen eine Freundschaft mit sich ein, langsam, aber sicher. Sie tun etwas für sich selbst, um Ihrer eigenen Gesundheit und Ihres Wohlbefindens willen und um sich zu nähren und zu pflegen.

Während einer Achtsamkeitsmeditation kann irgendwann eine Verbindung zu Ihrem tiefen inneren Gefühl der Ganzheit hergestellt werden. Sie kommen dann mit einer tiefen Entspannung, einem Frieden und einer Ruhe in Berührung, wie Sie sie vorher vielleicht noch nie erfahren haben. Diese Begegnung mit der eigenen Ganzheit bewirkt eine tief greifende Heilung im Sinne

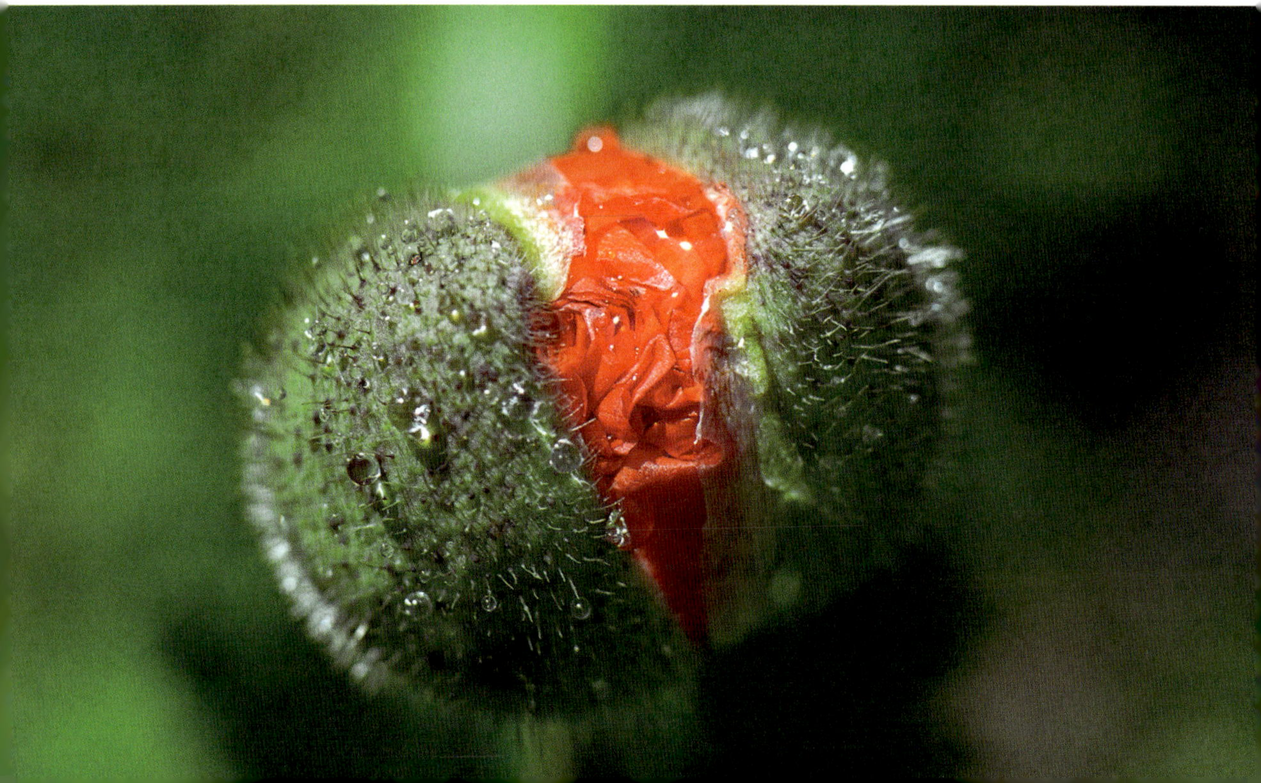

eines inneren Friedens mit sich selbst und einer inneren Überzeugung, dass alles gut sein wird, wie auch immer es sich entwickeln wird. Ihre Krankheit, Ihr Körper, Ihre Gedanken, die Gefühle, die auftauchen und vergehen, sind nicht alles. Sie sind ein Teil des Ganzen. Der Gedanke »Das ist alles meine Schuld. Ich bin total nutzlos.« ist nur ein Gedanke, keine Tatsache. Wenn Sie mit Ihrer inneren Ganzheit in Verbindung treten, verliert Ihre Krankheit an Bedrohlichkeit. Sie werden im gegenwärtigen Augenblick und in der Zukunft optimistischer. Aus Ihrer distanzierteren, freien und gelösteren Haltung heraus verändert sich die Wahrnehmung Ihrer misslichen Lage. Sie geben Ihrem Körper mehr Raum, so gut zu heilen, wie er kann, während Sie andere geeignete Behandlungen in Anspruch nehmen.

Achtsamkeit hilft Ihnen, die Dinge in einem größeren Zusammenhang zu sehen. Wenn Sie sich aufgrund Ihrer Krankheit niedergedrückt und schlecht fühlen, wenn Ihnen alles aus der Hand zu gleiten scheint und Sie nicht mehr daran glauben, dass Sie aus diesem Loch wieder herauskommen, fühlen Sie sich wahrscheinlich depressiv, isoliert, einsam und verängstigt. Betrachten Sie dennoch Ihre Situation in einem größeren Zusammenhang und erinnern Sie sich daran, dass viele andere Menschen genauso leiden wie Sie. Sie können sich sowohl Ihre Beschwerden als auch den Teil von Ihnen bewusst machen, der gesund ist und dem es gut geht. Sie haben vielleicht einen kaputten Rücken, aber wie steht es mit den Bereichen Ihres Körpers, die gut funktionieren? Achtsamkeit verändert die festen Denkmuster und versetzt Sie in die Lage, mit den Augen der Ganzheit zu sehen. Vielleicht können Sie sich dann auch verzeihen, dass Sie sich niedergedrückt fühlen – Sie sind schließlich auch nur ein Mensch.

Die Verbindung zwischen Körper und Geist betrachten

Stellen Sie sich vor, Sie hätten Angst vor Spinnen. Als Sie kurz vor Einbruch der Dämmerung die Treppe hinuntergehen, sehen Sie im Dämmerlicht einen Schatten auf dem Boden. »Eine Spinne«, denken Sie sofort. Ihr Herz beginnt zu klopfen und Sie fangen an zu schwitzen. Sie zögern, ob Sie sich bewegen sollen, weil Sie die Spinne nicht aufschrecken wollen. Ihre Gedanken schießen wild durcheinander. Dann sehen Sie noch einmal hin und merken, dass der Schatten irgendwie nicht wie eine Spinne aussieht. Sie schalten das Licht an und sehen, dass es nur ein Fleck auf dem Teppich ist! Sie sind erleichtert.

Als Sie den Fleck für eine Spinne hielten, spielten sich zahlreiche Veränderungen in Ihrem Körper ab. Sie erlebten diese Veränderungen aufgrund Ihrer Gedanken und Ihrer Interpretation des Flecks – anders ausgedrückt, aufgrund Ihres Geistes. Als Sie erkannten, dass es sich nur um einen Fleck handelt, kehrte wieder Ruhe bei Ihnen ein. Das Objekt, um das es ging, war die ganze Zeit das gleiche. Sie konnten Ihre körperlichen Reaktionen verändern, indem Sie Ihrer Erfahrung Neugier entgegenbrachten und dann das Licht anschalteten. Durch Aufmerksamkeit und Neugier können Sie zu einer anderen Interpretation gelangen und die Dinge so sehen, wie sie wirklich sind, und nicht wie Sie denken, dass sie sind.

Wenn Sie lernen, Ihren Geist geschickter einzusetzen, können Sie Bedingungen schaffen, die Ihren Heilungsprozess unterstützen, anstatt ihn zu behindern. Eine hohe Stressbelastung kann Ihr Immunsystem beeinträchtigen. Deshalb kann sich jede auf Stressminderung gerichtete Maßnahme nur positiv auswirken.

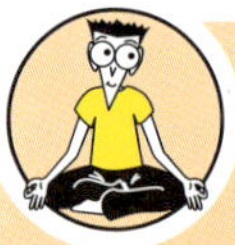

Die Verbindung von Körper und Geist erkennen

1. Setzen oder legen Sie sich bequem hin und schließen Sie die Augen, wenn Sie möchten.
2. Stellen Sie sich vor, Sie hätten Hunger und dürfen gleich Ihr Lieblingsessen genießen. Sie können es förmlich riechen und auf dem Teller sehen. Nehmen Sie sich ein paar Minuten Zeit, um sich vorzustellen, wie das Essen aussieht und riecht. Sie nehmen eine Portion auf die Gabel und fangen an zu essen. Stellen Sie sich den Geschmack des köstlichen Essens in Ihrem Mund vor.
3. Bemerken Sie irgendwelche Veränderungen in Ihrem Körper? Läuft Ihnen das Wasser im Mund zusammen? Verspüren Sie den Wunsch, dieses Essen jetzt vor sich zu haben? Machen sich bestimmte Gefühle in Ihrem Körper bemerkbar? Sind bestimmte Bereiche Ihres Körpers angespannt oder entspannt?

Diese kurze Übung zeigt wieder, wie Ihr Geist direkten Einfluss auf Ihren Körper nehmen kann. Sie haben während dieser Übung lediglich Bilder in Ihrem Kopf erzeugt. Und dennoch haben sich alle möglichen Veränderungen in Ihrem Körper eingestellt. Auf die gleiche Weise können Sie Ihren Geist auch dazu nutzen, positiv und heilend auf Ihren Körper einzuwirken.

Ähnliches gilt beim Placeboeffekt. Viele Untersuchungen zeigen, dass sich Patienten nach der Einnahme eines Placebos besser fühlen. Wie kann das sein? Die Antwort liegt im menschlichen Überzeugungssystem. Wenn Sie überzeugt sind, dass eine Pille Ihnen helfen wird, dann scheint diese positive Überzeugung den Heilungsprozess zu beschleunigen. Placebos scheinen die Ausschüttung körpereigener Schmerzmittel in den Blutkreislauf zu veranlassen. Das kann die gleiche Wirkung haben wie eine maßvolle Dosis Morphium.

Die eigenen Grenzen anerkennen

Jeder Mensch hat seine Zeit und Energie auf diesem Planeten. Wenn das nicht so wäre, würden wir ewig leben. Wenn Sie über grenzenlose Energie verfügen würden, bräuchten Sie keinen Schlaf. Wie können Sie also die Zeit und Energie, die Sie haben, am besten nutzen? Wenn Sie immer mehr und mehr zu tun versuchen, brechen Sie irgendwann zusammen. Besser ist es, wenn Sie sich Ihre Grenzen bewusst machen und anerkennen.

Die eigenen Grenzen anerkennen bedeutet nicht, dass Sie resignieren oder aufgeben. Wenn Sie an einer langwierigen oder chronischen Krankheit leiden, müssen Sie nicht aufgeben und sich den Rest Ihres Lebens irgendwo in eine Ecke kauern. Ihre Grenzen anerkennen bedeutet zu akzeptieren, dass es Ihrem Körper nicht gut geht und dass Sie kleine Schritte in Richtung einer Besserung gehen müssen, dem Rat Ihres Arztes folgend. Unter Umständen brauchen Sie die Unterstützung einer Gruppe oder von Freunden oder Ihrer Familie. Sie müssen sich auch klarmachen, dass nicht alles wie durch Zauberhand wieder gut werden wird und dass Sie deshalb daran arbeiten müssen, Ihre Grenzen langsam, aber sicher zu akzeptieren.

Sich über die Krankheit erheben

Sich über die Krankheit erheben bedeutet, sich von der Krankheit zu distanzieren, anstatt sich damit zu identifizieren. Das kann verhindern, dass Sie Ihr Zustand völlig vereinnahmt.

Sie sind nicht Ihre Krankheit. Das Lachen ist eine Sache, die Sie daran erinnert, Meditation ist eine andere. Manche Tage sind besser als andere. Manche Tage sind dunkel und Sie müssen abwarten, bis sich alles wieder aufhellt. Wenn Sie sich sagen: »Ich bin nicht meine Krankheit«, kann Ihnen das helfen. Bei der Mediation können Sie ein Gefühl von Ganzheitlichkeit erleben, das Sie frei macht von einschränkenden Gedanken wie »ich bin krank« oder »ich bin unvollständig«, eine Freiheit des Seins im Einklang mit der Welt.

Schmerzen mit Achtsamkeit begegnen

Akute Schmerzen sind kurzzeitig auftretende starke Schmerzen. Kurzfristig be-

Nutzen Sie die wissenschaftlich erwiesenen Vorteile Meditation nicht dazu, bestimmten angenehmen Erfahrungen nachzujagen. Alles, was Sie während einer Meditation erfahren, ist in Ordnung – Meditation ist weder gut noch schlecht. Das Gefühl der Ganzheit ist Ihre wahre Natur, gleich jetzt und hier, nicht in irgendeiner exotischen meditativen Erfahrung. Erfahrungen kommen und gehen, aber das Bewusstsein ist immer hier, ob Sie es wollen oder nicht. Identifizieren Sie sich mit dieser Gegenwart und Sie werden unmittelbar an Ihr eigenes Gefühl der Ganzheit erinnert.

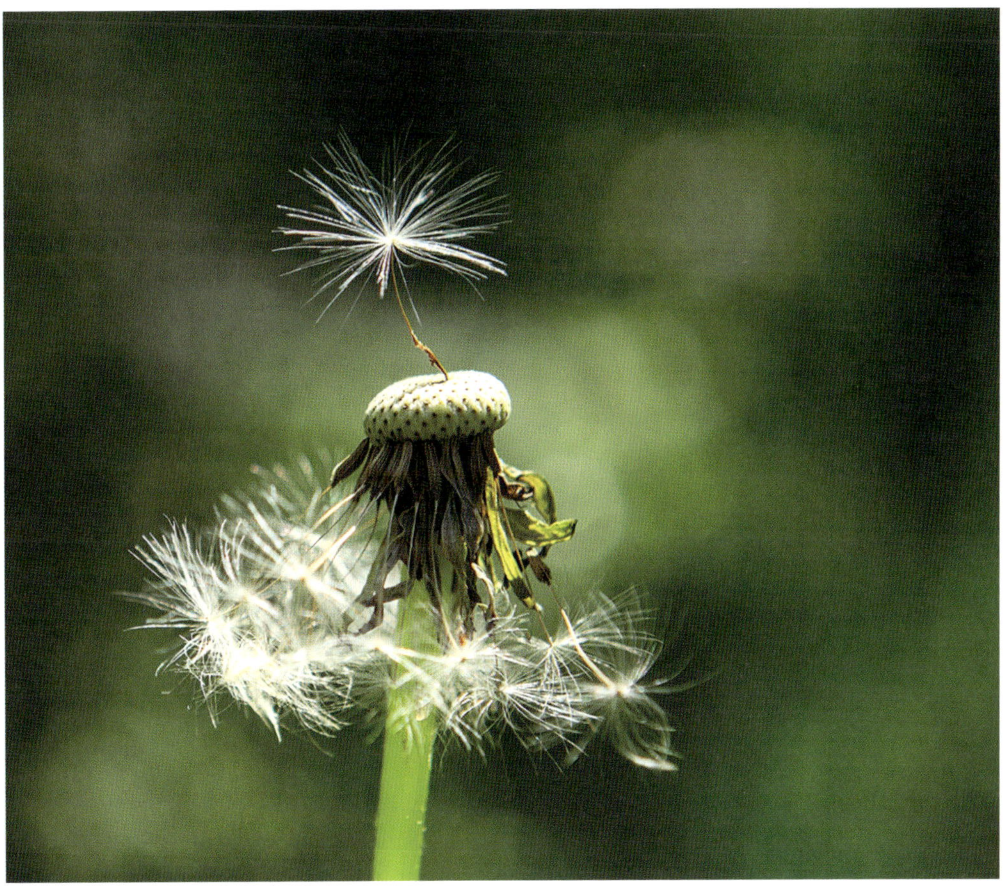

deutet dabei manchmal weniger als zwölf Wochen. Die Medizin ist recht erfolgreich in der Behandlung akuter Schmerzen. Chronische Schmerzen sind alles, was länger als zwölf Wochen dauert. Mit chronischen Schmerzen tun sich die Ärzte schon sehr viel schwerer.

Schmerzen kann man nicht aus dem Weg gehen. Dem Leiden schon. Der Schmerz ist eine Empfindung, die man immer mal wieder hinnehmen muss. Schmerzen sind oft sogar nützliche Empfindungen – ohne Schmerzen würden wir uns selber Schaden zufügen, ohne es zu merken. Wenn Sie schon einmal beim Zahnarzt eine Betäubung bekommen haben, wissen Sie, wie leicht man sich die Lippen blutig beißen kann, ohne es zu merken.

Leiden ist etwas anderes. Leiden ist etwas, das wir selbst herbeiführen, oft ohne es zu wissen. Nehmen wir an, Sie haben Arthritis. Jeden Morgen spüren Sie beim Aufwachen für einen Sekundenbruchteil die rohe Empfindung – den mit der Arthritis verbundenen Schmerz. Innerhalb einer Sekunde liefert Ihr Geist dann die Interpretation dieser Erfahrung: »Diese blöde Krankheit. Warum ich? Alles wegen meiner ungesunden Ernährung früher? Alles meine Schuld. Was soll das nur werden?« Verurteilungen, Interpretation und Vorhersagen, die Sie nicht weiterbringen, führen zu Leiden.

Schmerzen können auch auf der emotionalen Ebene auftreten – Gefühle wie Traurigkeit, Einsamkeit, Gram, Angst und Ärger. Das Leiden ergibt sich daraus, wie Sie diesen Gefühlen begegnen. Wenn Sie ihnen Neugier entgegenbringen und sie willkommen heißen, anstatt zu versuchen, sie wegzuschieben, zu bekämpfen oder abzublocken, werden Sie nicht viel leiden.

Wenn Sie diesen Gefühlen aber mithilfe von Drogen oder Alkohol aus dem Weg gehen und sich damit in eine Abhängigkeit begeben, werden Sie Ihr Leiden vergrößern.

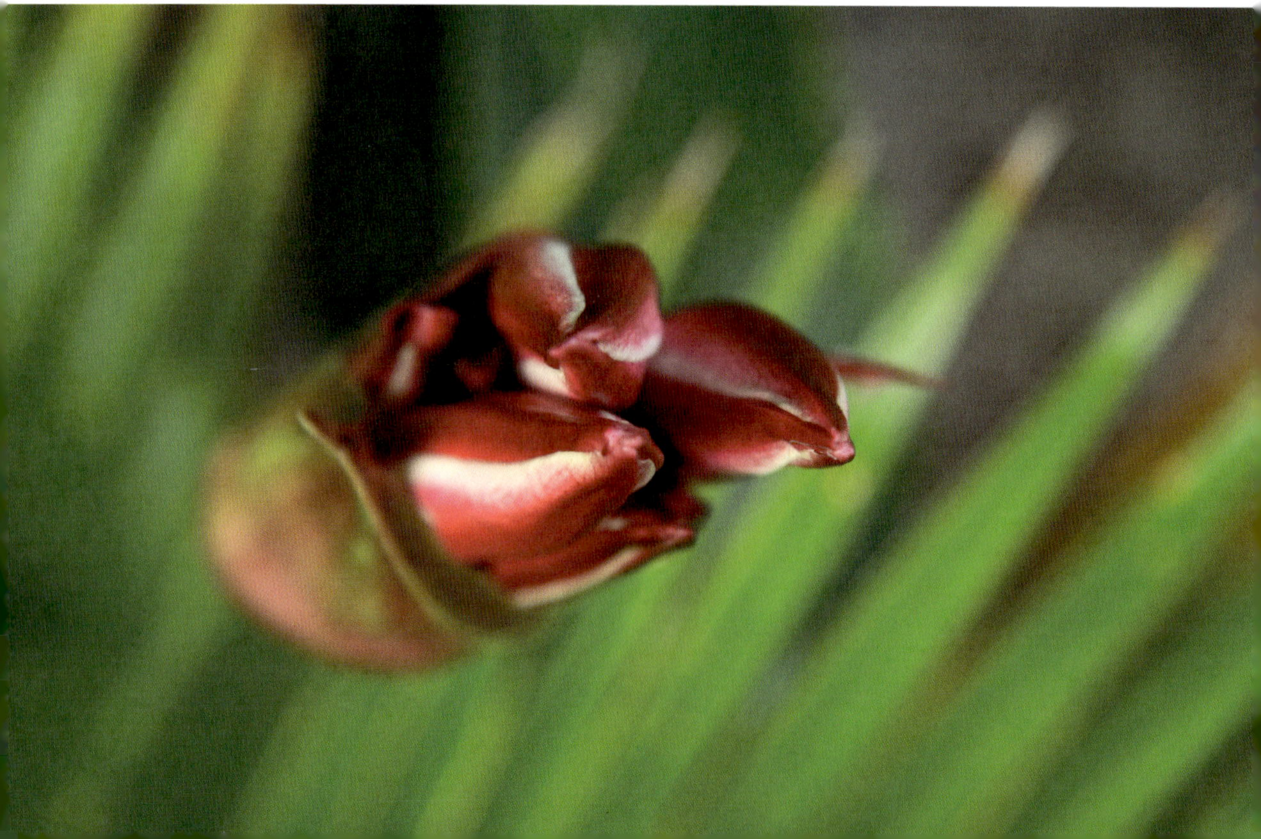

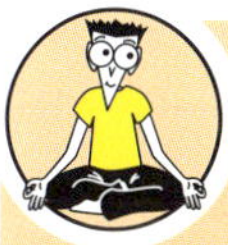

Schmerzen durchstehen

1. Nehmen Sie eine Position ein, in der Sie sich einige Minuten lang wohlfühlen.
2. Spüren Sie die Empfindungen Ihres eigenen Atems. Machen Sie sich Ihren Atem mit Unbefangenheit, Wohlwollen und Dankbarkeit bewusst.
3. Nehmen Sie wahr, wie der Schmerz immer wieder nach Ihrer Aufmerksamkeit verlangt. Versuchen Sie, sich nicht dafür zu kritisieren. Machen Sie sich klar, dass dies eine schwierige Übung ist, und lenken Sie Ihre Aufmerksamkeit sanft wieder auf die Empfindungen des Einatmens und Ausatmens um die Nase, in der Bauchgegend und überall sonst, wo es Ihnen gut möglich ist, zurück. Setzen Sie dies einige Minuten lang fort.
4. Lenken Sie jetzt Ihre Aufmerksamkeit auf die Empfindung des Schmerzes. Vielleicht haben Sie Angst davor oder sind sich nicht sicher, ob Sie wirklich versuchen sollen, sich Ihrem Schmerz zu nähern. Wenn Sie das vorher noch nie gemacht haben, warum sollten Sie es nicht einfach mal ausprobieren? Stellen Sie sich vor, wie Ihr Atem in das Zentrum des Schmerzes hinein- und wieder hinausfließt oder so nah, wie Sie sich an den Schmerz herantrauen.
5. Vielleicht hilft es Ihnen, wenn Sie sich folgende Worte sagen, während Sie ein- und ausatmen:

Einatmen, ich bin mir bewusst, dass ich einatme

Ausatmen, ich bin mir bewusst, dass ich ausatme

Einatmen, ich bin mir der Schmerzen bewusst

Ausatmen, ich bin mir der Schmerzen bewusst

Einatmen, ich bin mir der Schmerzen bewusst

Ausatmen, ich weiß, ich bin nicht meine Schmerzen

Einatmen, ich bin mir der Anspannung bewusst

Ausatmen, ich bin nicht meine Anspannung

Einatmen, ich bin mir der Traurigkeit bewusst

Ausatmen, ich weiß, ich bin nicht meine Traurigkeit

Einatmen, ich bin mir der Angst bewusst

Ausatmen, ich weiß, ich bin nicht meine Angst

Einatmen, ich nehme die Dinge von einem Augenblick zum anderen

Ausatmen, das ist der einzige Augenblick

Einatmen, ich weiß, ich bin Bewusstsein

Ausatmen, ich weiß, dass ich frei bin

Sie können die Worte jederzeit so ändern, dass Sie sich damit wohlfühlen. Machen Sie diese Übung mindestens einmal am Tag und nehmen Sie ihre Wirkung wahr.

Mit Schmerzen fertigwerden

Die folgenden Fakten über den Schmerz sollten Sie sich bewusst machen, wenn Sie Ihrem Zustand mit Achtsamkeit begegnen:

- ✔ Schmerz existiert nur im gegenwärtigen Augenblick. Sie müssen nur diesen einen Augenblick bewältigen. Wenn Sie sich darum sorgen, wie es in einem Tag, einer Woche, einem Monat oder einem Jahr aussieht, sorgen Sie selbst dafür, dass Sie leiden.
- ✔ Anspannung steigert den Schmerz. Wenn Sie sich der Schmerzempfindung bewusst werden und sich vorstellen, wie Ihr Atem in den schmerzenden Bereich hinein- und wieder hinausfließt, lässt die Anspannung ganz natürlich nach und damit auch der Schmerz. Bleibt die Anspannung bestehen, ist das auch in Ordnung – das Einzige, was Sie steuern können, ist Ihre Intention. Machen Sie sich die Empfindung Ihres Schmerzes in diesem Augenblick bewusst. Nehmen Sie wahr, wo in Ihrem Körper der Schmerz sitzt. Hat er eine Form, eine Größe, eine Farbe oder Struktur?
- ✔ Es bringt nichts, wenn Sie alles Mögliche versuchen, Ihren Schmerz zu reduzieren. Wenn Sie aktiv versuchen, sich zu entspannen, erzeugen Sie auch nur weiter Anspannung. Entdecken Sie, wie Sie Ihren Schmerz langsam, aber sicher annehmen und akzeptieren können, dann kann sich Ihre Erfahrung zum Besseren verändern.

In Krankheitsphasen auf Achtsamkeit bauen

In der Klinik für achtsamkeitsbasierte Stressminderung gibt es eine beliebte Redewendung: »Wenn du atmen kannst, ist mit dir mehr in Ordnung als nicht in Ordnung.« Sie müssen nicht einmal sitzen oder sich bewegen können, um von der Achtsamkeit zu profitieren. Achtsamkeit ist Geistestraining. Deshalb ist es egal, in welchem Zustand sich Ihr Körper befindet, Ihren Geist können Sie trotzdem trainieren.

> Es geht bei der Achtsamkeit darum, zu erkennen, dass Sie mehr sind als Körper, Geist und Herz. Sie sind mehr als Ihre flüchtigen Gedanken und veränderlichen Gefühle. Sie sind mehr als Ihre Krankheit. Durch die Achtsamkeitsübungen und die sich natürlich im Verlaufe der Meditationen ergebenden Selbstbefragungen beginnen Sie, eine andere Dimension Ihres Selbst zu entdecken, eine Dimension, in der Krankheit keine wichtige Rolle mehr spielt.

Achtsamkeit gibt Ihnen die Möglichkeit, sich selbst zu helfen und eine innere Widerstandskraft aufzubauen, damit Sie von all den anstehenden Entscheidungen und lauernden Problemen nicht überwältigt werden. Sie ermöglicht Ihnen, mit etwas anderem als Ihrer körperlichen Erscheinung in Verbindung zu treten, damit Sie wieder Boden unter den Füßen spüren. Die negativen Folgen einer Diagnose können durch Achtsamkeit abgemildert und Spiritualität und persönliches Wachstum gefördert werden. Letztlich wächst dadurch die emotionale Widerstandskraft des Leidenden.

Wenn Sie sich zum Meditieren hinsetzen, treten alle Wehwehchen, Schmerzen und körperlichen Beschwerden, die Sie im Laufe des Tages ignorieren konnten, deutlicher hervor. Bei den Achtsamkeitsübungen geht es darum, diese unangenehmen Empfindungen zuzulassen und damit zurechtzukommen, anstatt sich völlig von ihnen abzulenken. Sie nutzen sie auf positive Weise.

Folgende Übungen können Ihnen helfen, Stress zu reduzieren und den Heilungsprozess zu fördern.

- ✔ **Achtsamkeit des Atmens:** Versuchen Sie, Ihre Atemzüge zu zählen oder »ein« zu sagen, wenn Sie einatmen, und »aus«, wenn Sie ausatmen. Lassen Sie zu, sich auf die natürliche, Leben spendende Energie Ihres Atems einzulassen, während Ihr Atem seinen instinktiven Rhythmus findet.
- ✔ **Achtsamkeit des Körpers:** Sich Ihren Körper bewusst machen ist besonders wichtig, wenn Sie sich nicht wohlfühlen. Begegnen Sie Ihren Erfahrungen mit so viel Wohlwollen wie möglich. Lassen Sie die Empfindung der Schmerzen zu und akzeptieren Sie sie, so gut Sie können. Versuchen Sie Ihrer Erfahrung auch mit Neugier zu begegnen. Je fürsorglicher und sanfter, desto besser.
- ✔ **Achtsamkeit der Gedanken und Gefühle:** Machen Sie sich Ihre Gedanken und Gefühle bewusst. Nehmen Sie die Art der Gedanken wahr. Beschäftigen sie sich mit katastrophalen Entwicklungen? Drehen sie sich immer um Ihre Krankheit? Wie steht es mit Ihren Gefühlen? Lassen Sie sich auf Ihre Gefühle ein, anstatt sich gegen sie zu wehren. Nehmen Sie wahr, in welchem Teil Ihres Körpers sie greifbar werden, und nutzen Sie Ihren Atem, um sie zu beruhigen. Vertrauen Sie in Ihre eigene Fähigkeit zu heilen, »ganz« zu machen.
- ✔ **Achtsamkeit des Seins:** Machen Sie sich Ihr Gefühl für Ihre Identität bewusst – wie fühlt sich das »ich bin« an? Lassen Sie das Bewusstsein Ihres Körpers, Ihres Geistes, Ihrer Gefühle, Ihrer Gesundheit und Krankheit, Ihrer Wünsche und Ängste los. Kehren Sie immer wieder zum Gefühl des Seins zurück, zum »ich bin«. Ruhen Sie in diesem Zustand des Seins. Wenn Sie merken, dass Sie sich in Gedanken verlieren, denken Sie daran, dass Ihre Gedanken und Gefühle wie die Wellen auf dem Meer des Seins sind, das Sie sind.

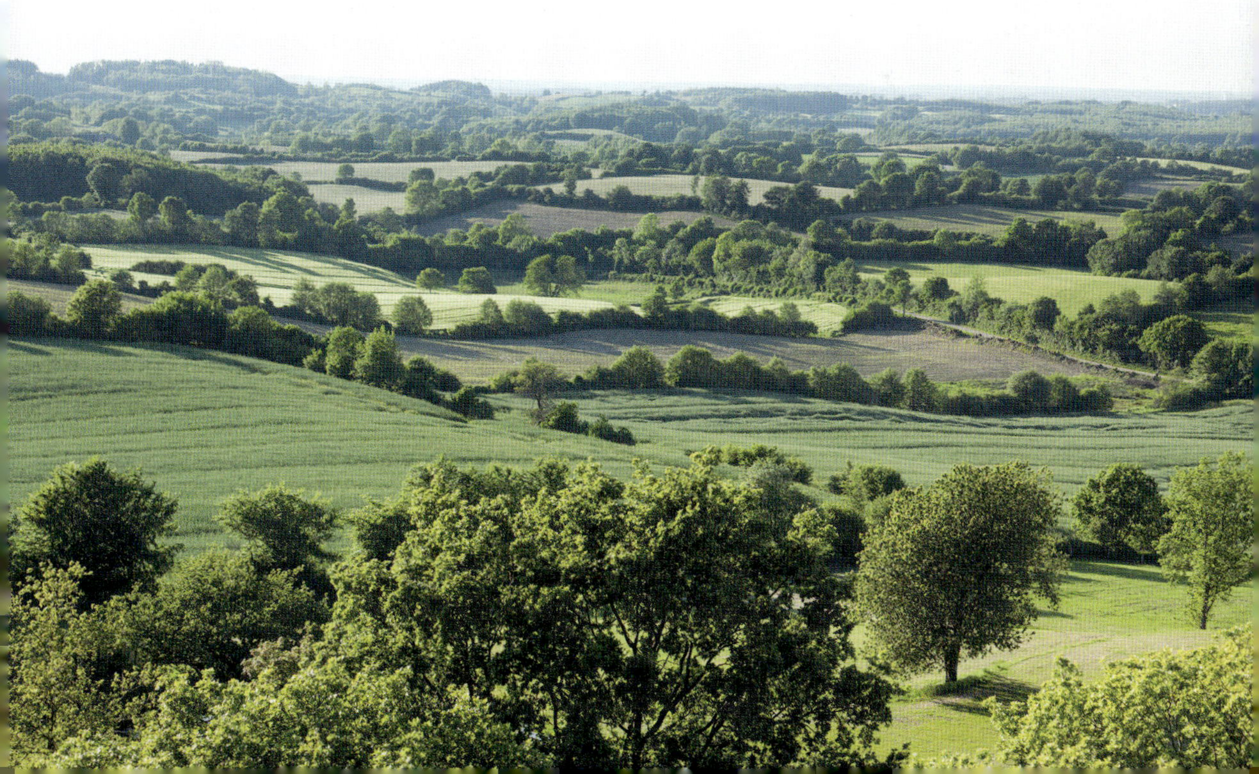

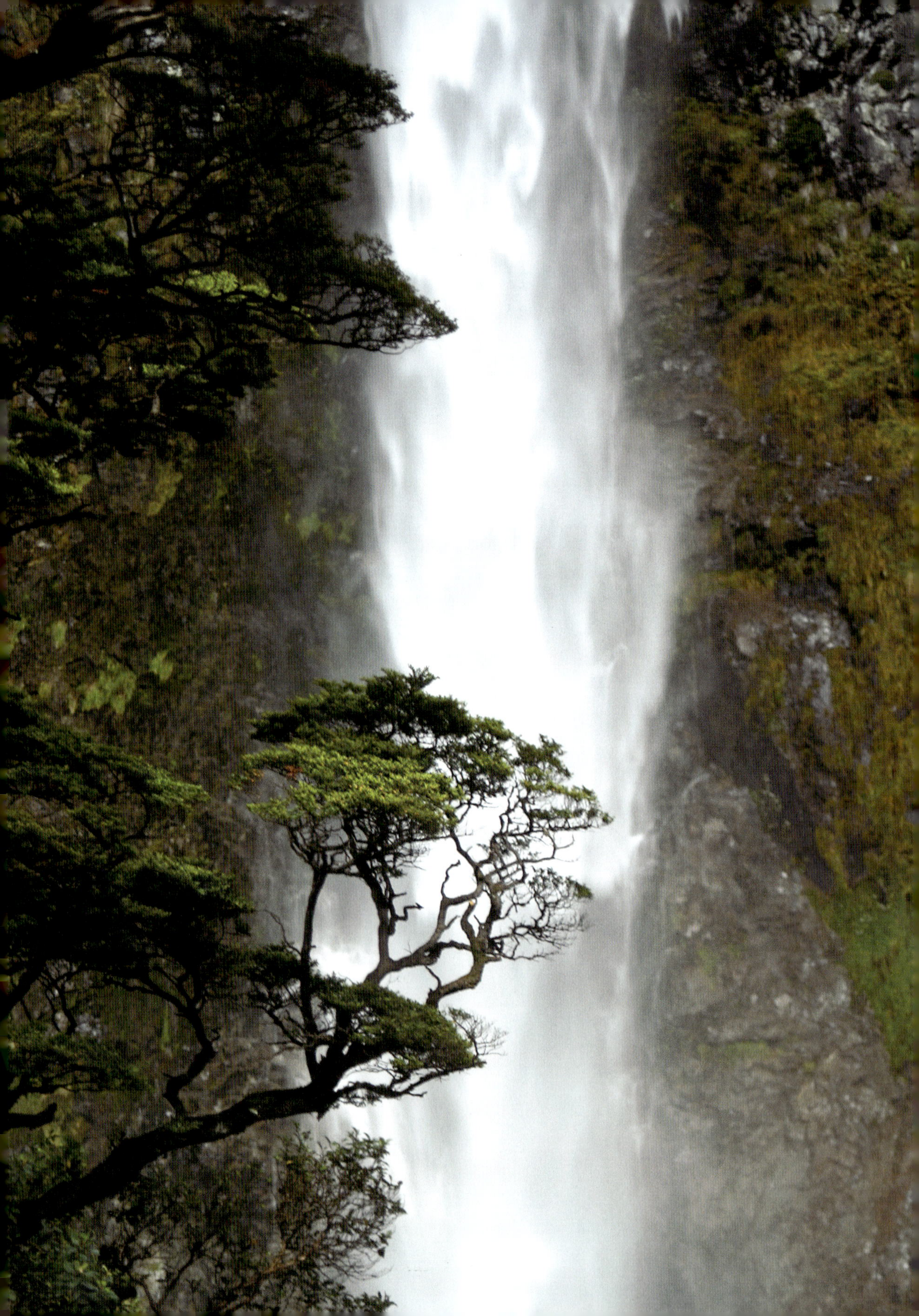

Stichwortregister

A

B

D

E

F

G

H

I

J

K